UN MÉDECIN NE DEVRAIT JAMAIS DIRE ÇA

Alain Lafeuillade

Un médecin ne devrait jamais dire ça

Itinéraire d'un Sidénologue

Ce livre a été publié sur www.bookelis.com

ISBN : 979-10-227-6249-6

A Albert, mon père, qui nous quitta début 2016
et laissa un vide non comblé ;

A Eliane, ma mère, dont les 81 printemps
n'ont pas étiolé son cœur, son écoute et sa bonté ;

A Vincent, mon fils adoré ;

A Stéphanie, qui partage bientôt 20 ans de ma vie ;

A tous les patients et leurs familles
que j'ai tenté d'aider avec les moyens de la Science
du moment, et dont certains sont encore là,
plus de 25 ans après.

Préface

Le lundi 11 mai 1981 je débutais les épreuves du concours d'admission en seconde année de Médecine à l'hôpital de la Timone à Marseille. Les surveillants et les Professeurs présents pour cette semaine d'examens avaient grise mine : la veille, François Mitterrand, avec 51,76 pourcent des voix avait obtenu une victoire historique contre la Droite. Pour ma part, c'était un événement très attendu car c'était la première fois, à 20 ans, que je pouvais voter pour le « changement » et tenir un bureau de vote.

Les épreuves du concours de fin de première année de Médecine étant terminées, je me retrouvais dans le « no man's land » de l'attente des résultats pour lesquels nous n'avions pas de date précise : « début juillet sans doute ». Comme la plupart de mes « concurrents », je téléphonais tous les deux jours au secrétariat de la Faculté de Médecine pour savoir si les résultats étaient disponibles. A chaque réponse négative, je disais à mes parents que de toute façon je n'aurai pas le concours car les autres étaient bien meilleurs que moi. Jusqu'à ce jour de juillet 1981 où la secrétaire me répondit que les résultats étaient affichés mais qu'elle ne pouvait pas me les donner par téléphone. Mon père, toujours prêt à faire face aux situations d'urgence, décréta : « on y va », et c'est ainsi que j'ai appris que j'étais reçu en quatrième position sur une promotion d'un peu moins de 300 étudiants admis car s'appliquait le numerus clausus.

Les études de Médecine, dans les années 80, comportaient un tronc commun de 6 ans, puis l'orientation soit vers la médecine générale, soit vers une médecine de spécialité. Je voulais être spécialiste, mais je dois l'avouer… je ne savais pas bien en quoi. Gastro-entérologue ? et voir des tubes digestifs toute ma vie ? Gynécologue ? et voir des utérus et des vagins toute ma vie ? Cela peut paraître un peu caricatural mais c'est ainsi que je le ressentais. Jusqu'à ce que je découvre, à l'occasion d'un stage de 6 mois, la « Médecine Interne ». Cette spécialité, peu connue de nos compatriotes, l'est plus à l'étranger, comme par exemple aux Etats Unis d'Amérique. Elle s'adresse à des patients qui ont des pathologies intriquées ou chez lesquels le diagnostic est difficile : patients souvent dits de « seconde main »… ou plus, car déjà explorés par de multiples examens – et médecins – sans qu'aucun diagnostic n'ait pu être retenu. C'est le cas de patients qui ont une fièvre qui dure depuis des semaines et reste inexpliquée, ou un syndrome biologique inflammatoire, c'est-à-dire des de protéines, et c'est ainsi que fonctionne la machinerie génétique, des êtres les plus primitifs jusqu'à l'homme.

Or, en 1974, le chercheur américain Robert Gallo découvrait pour la première fois un virus qui fonctionnait en sens inverse (il synthétisait de l'ADN à partir de l'ARN), ce qui lui permit de décrire la famille des « rétrovirus ». Ce premier rétrovirus, qu'il nommera HTLV-1 (Human T-cell leukemia virus) est capable d'induire des leucémies ou des paralysies chez certains patients chez lesquels il est mis en évidence. Parallèlement, le Professeur Gallo isolait l'Interleukine-2 (IL-2) qui est une molécule produite par le système immunitaire mais dont l'usage au laboratoire va s'avérer déterminante pour pouvoir entretenir des cultures de cellules, l'IL-2 agissant comme facteur de prolifération. En 1982, il isolait également le HTLV-2, un rétrovirus responsable de leucémies dans certaines régions du globe. Son laboratoire à l'Institut National du Cancer à Bethesda aux USA détenait donc toutes les connaissances et techniques nécessaires pour affronter la caractérisation de l'agent pathogène responsable du SIDA que les CDC venaient de détecter.

*

*   *

A l'Institut Pasteur de Paris, sous l'autorité du Professeur Luc Montagnier, se développait une équipe avec Jean Claude Chermann et Françoise Barré-Sinoussi qui s'intéressait également à la caractérisation d'un agent infectieux responsable du SIDA. Françoise Barré-Sinoussi avait fait un stage chez Robert Gallo et appris la technique qui permettait de soupçonner la présence d'un rétrovirus dans une culture cellulaire. En pratique, tout rétrovirus contient comme matériel génétique de l'ARN, et non de l'ADN, et lorsqu'il infecte une cellule, apporte avec lui les enzymes qui vont lui permettre de se répliquer mais aussi de s'installer de façon dormante et définitive dans certaines cellules de l'organisme. Ces enzymes qu'il amène sont la Transcriptase Inverse, qui va permettre de produire de l'ADN viral à partir de l'ARN viral, l'intégrase, qui va permettre à cet ADN viral d'aller s'intégrer dans les chromosomes des cellules du patient infecté, et la Protéase, qui permet quand le virus intégré se met à s'exprimer de produire de nouvelles protéines virales qui, une fois assemblées, vont constituer de nouveaux virus capables d'infecter d'autres cellules encore saines. Un vrai cheval de Troie, si on peut dire. C'est donc en détectant l'activité de la Transcriptase Inverse dans des cultures de cellules que l'on pouvait suspecter que ces cellules étaient infectées par un rétrovirus. Ce rétrovirus responsable du SIDA infecte de façon préférentielle les lymphocytes T qui ont à leur surface le récepteur CD (pour « cluster de différenciation ») 4. Ce sont les chefs d'orchestre de la réponse immunitaire cellulaire (cellules capables de tuer directement des agents étrangers), alors que les lymphocytes B sont des cellules qui produisent des anticorps. Jusqu'à ce jour, du fait de l'extrême variabilité génétique du VIH (son taux de mutation est très élevé), aucun anticorps n'a pu être identifié comme pouvant neutraliser tous les variants du VIH.

*

* *

Mais revenons à notre équipe parisienne qui se pose bien des questions. On l'a déjà dit, à cette époque, le SIDA faisait peur et peu de médecins s'engageaient à s'en occuper. C'était sans compter sur le Professeur Willy Rozenbaum, chef de clinique à l'hôpital Bichat Claude Bernard à Paris qui, dès 1982, fut persuadé que la pathologie observée était secondaire à l'infection par un rétrovirus. Tellement persuadé qu'il fit biopsier un ganglion lymphatique d'un de ses patients, l'amena à l'Institut Pasteur, où l'équipe du Professeur Luc Montagnier, après mise en culture, détecta une « activité de type Transcriptase Inverse ». Il ne restait plus qu'à obtenir la confirmation des américains, en l'occurrence du Professeur Gallo, maître en la matière. Des échantillons vont donc être envoyés de Paris à Bethesda, ce qui donnera naissance à l'une des plus rocambolesques dispute scientifique du XXème siècle. Du fait d'une probable contamination entre différentes cultures, l'équipe du Professeur Gallo isolera l'agent responsable du SIDA, qu'il appellera HTLV-III, alors que l'équipe du Professeur Montagnier avait nommé cet agent LAV, et il s'avèrera par la suite en comparant les 2 virus qu'ils étaient issus du même patient, celui prélevé à Paris. La controverse se poursuivit jusqu'en 1987, car étaient en jeu les royalties du test sanguin de détection de la séropositivité au VIH, quand la France et les Etats Unis d'Amérique conclurent un accord au niveau politique. Sur le plan scientifique on retiendra que l'équipe de Luc Montagnier a découvert le VIH et que celle de Robert Gallo a découvert les moyens techniques pour y parvenir, puis a démontré que le VIH était l'agent causal du SIDA.

Il n'existait pas encore, en ces années là, des marqueurs fiables qui soient capables de distinguer les fonctions des diverses cellules immunitaires. En gros, on savait qu'il existait des lymphocytes T, responsables de la réponse cellulaire à un agent étranger, et des lymphocytes B, en charge de la réponse anticorps vis-à-vis d'un agent étranger. Il faut reconnaître que la pandémie à VIH aura été un moteur pour le développement accéléré d'outils immunologiques et de génie génétique, non seulement pour les laboratoires de recherche mais rapidement aussi pour les laboratoires de diagnostic.

*

*   *

A ce jour, près de 35 millions de personnes sont infectées par le VIH à travers le monde et plus de 25 millions en sont mortes depuis l'apparition de la maladie.

En France on estime qu'environ 140 000 personnes vivent avec le VIH et sont diagnostiquées, et 30 000 autres sont infectées mais l'ignorent. Le nombre de nouvelles contaminations est stable en France depuis plusieurs années, aux alentours de 6000. Depuis le début de l'épidémie en France on estime à 40 000 le nombre de personnes décédées du SIDA. Malgré les progrès majeurs réalisés en matière de thérapeutique antirétrovirale (les « trithérapies »), on meurt toujours du SIDA en France (650 cas en 2010 dans un travail effectué par l'Institut de Veille Sanitaire)… « La Guerre n'est pas Finie » (The War Is not Over), comme j'avais intitulé un congrès que j'organisais à Toulon quelques années après l'arrivée des trithérapies… une affirmation toujours d'actualité près de 20 ans après.

Les annés de feu

Création d'un service

A la fin des années 80, l'île de France et la région Provence-Alpes-Côte d'azur, étaient les 2 régions de France les plus touchées par l'épidémie de SIDA. Cette maladie, « parachutée » au milieu des spécialités médicales, avait de multiples facettes (immunologiques, hématologiques, infectieuses, tumorales, dermatologiques…) ce qui fait que selon les régions c'étaient principalement soit des infectiologues qui les prenaient en charge, et/ou des hématologues, et/ou des dermatologues, en général de manière collégiale, les uns apportant aux autres leur vision des choses. Enfin, cela est la version diplomatique des faits car, le plus souvent, les infectiologues disaient que les hématologues ne comprenaient rien au SIDA, et vice versa…

Je garderai toujours en mémoire la première patiente atteinte du SIDA que j'ai vue en 1985 dans le service du Professeur Jean-Albert Gastaut à l'Institut Paoli Calmettes de Marseille. Elle était toxicomane active, décharnée, la bouche envahie de champignons (ce que l'on appelle une candidose buccale), et avec une diarrhée qui l'occupait plus de 5 fois par jour. Nous n'avions encore aucun anti-viral anti-VIH. Le plus que nous pouvions faire était de traiter les infections opportunistes et d'affirmer le diagnostic.

J'en profite ici pour revenir sur le terme d'infections opportunistes, car on ne le répètera jamais assez. Les patients VIH ont, essentiellement, un déficit de leur immunité cellulaire (mesurée par le taux de lymphocytes CD4 $^{+}$ circulants qui, chez un sujet séronégatif, oscille entre 800 et 1200 en moyenne par millimètre cube de sang). Or le VIH infecte et tue ces lymphocytes CD4 $^{+,}$ ce qui met le patient en danger vis-à-vis d'infections dites « opportunistes ». J'utilise souvent l'image suivante auprès des patients : le VIH ne va pas vous mettre plus à risque de contracter des infections comme la grippe, les rhumes saisonniers, les panaris... mais il va vous rendre vulnérable vis-à-vis d'agents infectieux qui ne causent pas de maladie chez un individu qui possède un système immunitaire indemne, mais tirent opportunité de votre déficit immunitaire pour le faire. C'est ainsi qu'un parasite nommé Pneumocystis pourra entraîner des infections pulmonaires asphyxiantes, qu'un virus appelé cytomégalovirus (CMV) pourra infecter la rétine, et rendre aveugle, ou infecter le colon et causer des diarrhées incessantes, et la liste est longue de ces infections qui profitent de l'opportunité d'un système déficient pour causer une maladie grave, voire mortelle, alors que chez un sujet sain cet agent infectieux est neutralisé en quelques minutes par l'organisme. On apprendra par la suite que le mécanisme est le même pour les cancers associés au SIDA : régulièrement notre système immunitaire élimine des cellules cancéreuses qui naissent dans notre organisme, et aucun cancer ne se développe. Chez les patients atteints de SIDA, le déficit immunitaire fait que certaines de ces cellules passent « au travers des mailles du filet » et vont pouvoir donner naissance à une tumeur maligne.

Nous étions réellement au début de l'infection à VIH dans notre région, et même les tests sérologiques et de mesure de l'immunité n'étaient pas encore en place en routine au laboratoire du Centre Hospitalo-Universitaire de Marseille ; ils le furent quelques années après grâce à une virologue géniale, et déterminée : le Docteur Catherine Tamalet, de l'hôpital de la Timone.

A Toulon, ma ville de naissance, le service de Médecine interne accueillait dès la fin des années 80 environ 300 patients infectés par le VIH, sans moyen humain ni logistique supplémentaire. Avec l'appui du Professeur Gastaut, le Docteur Robert Quilichini, chef du service de Médecine Interne, était parvenu à faire venir sur place Monsieur Gabriel Bez, responsable de la « Mission SIDA » au Ministère de la santé, et c'est ainsi que la création de l'unité de prise en charge des malades séropositifs au VIH prit forme. L'enveloppe financière allouée nous permettait la création de 5 lits d'hospitalisation de jour, de 10 lits d'hospitalisation complète, d'un poste de praticien hospitalier et du personnel paramédical nécessaire, tout cela situé en plein centre-ville, à l'hôpital Chalucet, ancien Hôtel Dieu qui venait d'être entièrement rénové.

A l'époque, tout cela me semblait normal : on choisissait après entretien les infirmières et les aides-soignantes qui allaient travailler dans l'unité, sur le critère du volontariat, quoi de plus logique.

Ce n'est que des années plus tard que les DRH (Direction des Ressources Humaines) dicteront leurs choix.

Et ce n'est aussi que des années plus tard que je prendrai pleinement conscience de la chance que l'on a d'inaugurer un service, chance que l'on ne rencontre en général qu'une fois dans sa carrière.

Pour l'instant on est à la fin des années 80 quand (mais cela reste mon interprétation personnelle) les gouvernements successifs veulent « mettre le paquet » pour la prise en charge des patients infectés par le VIH. Il est vrai que l'été 1986 a été quelque peu meurtrier, avec la disponibilité d'un test américain diagnostique de l'infection à VIH (la première sérologie VIH), alors que celui de l'Institut Pasteur se faisait attendre… Quelques mois de décalage, certes, dans le contrôle systématique des dons de sang, mais qui ont été soldés par plusieurs milliers de cas de contamination… La France ne voulant pas utiliser le test de dépistage américain sur les dons de sang et ses dérivés avant que le test français ne soit disponible. « Responsable mais pas coupable » sera le verdict pour la Ministre de la Santé de l'époque : un « maillon » de la chaîne qui l'avait conseillée, le Professeur Michel Garretta, écopant de la sentence juridique : 4 ans de prison ferme et 500 000 francs d'amende.

Mais revenons à notre toute neuve « Unité d'Infectiologie » de l'hôpital Chalucet. Quel honneur d'en être nommé le responsable. Quelle responsabilité aussi de pouvoir proposer aux patients que nous avions en charge les avancées de la Science. C'est ainsi que j'ai rapidement compris qu'il fallait se mettre en étroite relation avec l'ANRS (Agence Nationale de Recherche sur le SIDA), les laboratoires pharmaceutiques (qui développaient leurs propres molécules), et initier une recherche clinique loco-régionale qui pouvait aider à agencer les pièces du puzzle. Il fallait aussi assister aux principaux congrès qui avaient été initiés dans le domaine, car Internet était encore à ses débuts et l'information ne circulait pas à la vitesse actuelle. C'est ainsi que, grâce au Professeur Jean Albert Gastaut, j'ai pu assister en juin 1989 à mon premier congrès mondial sur le SIDA qui se tenait à Montréal. C'était déjà la 5ème édition de ce congrès qui accueillait à l'époque 5000 participants.

A la fin des années 80 et au début des années 90, le travail d'un clinicien en charge du SIDA était avant tout de pallier une hécatombe. Malgré cela, nous avions (sur un service de 10 lits) une moyenne de 10 décès par mois. Les équipes dites « paramédicales » (infirmières et aides-soignantes) qui passent le plus de temps avec le patient – et le corps du patient – étaient encore plus exposées que nous émotionnellement. L'affectation d'une psychologue clinicienne à l'équipe a rendu bien des services, tant aux patients qu'aux personnels. Car le quotidien était assez horrible. Dans une chambre vous aviez un patient cachectique, pesant tout au plus 35 kg, qui passait les ¾ de sa journée en diarrhée sur ses toilettes, du fait d'une infection intestinale parasitaire pour laquelle il n'existait pas de traitement. Dans la chambre suivante vous aviez un patient atteint de Sarcome de Kaposi pulmonaire, sous chimiothérapie peu efficace, et qui malgré l'administration d'oxygène à haute concentration, s'étouffait – conscient – lentement. Puis dans la chambre suivante vous aviez reçu un patient africain qui n'avait plus d'immunité (2 lymphocytes $CD4/mm^3$) et qui avait 40 °C de fièvre. Il était entouré de ses draps et seuls ses yeux étaient visibles. Ses paroles furent : « Je vais mourir Docteur, je sais que je vais mourir ». Tout thérapeute se voulant rassurant, je lui répondais que nous connaissions bien les complications de sa maladie, et que nous allions tout faire pour le sortir de là. Je n'avais pas eu le temps de faire la visite de 3 chambres supplémentaires, que les infirmières m'appelaient pour constater le décès.

Durant ces « années de feu », j'ai eu l'occasion de rencontrer de nombreux malades, dont certains m'ont marqué plus que d'autres (il y a toujours – heureusement – un facteur humain dans la relation patient/médecin. Parfois elle aboutit à des liens d'amitié qui n'étaient pas « évidents » au départ). Je leur consacrerai plusieurs chapitres par la suite car ils ont réellement marqué ma carrière, que leur issue ait été favorable ou pas. Chaque cas est, certes, un cas particulier, mais certains parcours de vie vous étonnent plus que d'autres.

Pour finir ma visite de médecin de l'unité, j'irai jusqu'à la chambre 7 vers laquelle l'infirmière m'appelle avec précipitation : « Venez, Docteur, il y a 2 malades dans le même lit ! ». En fait, l'unité était située juste sous les combles du bâtiment et seules de larges poutres et un faux plafond fait de laine de verre et de plastique isolait le toit de la chambre. Or, un Monsieur Sans Domicile Fixe avait élu domicile sur une de ces grandes poutres portantes. Sans doute ayant abusé un peu plus que d'habitude de la bière vendue dans le quartier, il s'était endormi dans une position peu stable et s'était retrouvé 2 mètres plus bas dans le lit… avec notre patient.

Je sais qu'il peut paraître difficile de rire de choses pareilles en de tels temps. Néanmoins, l'humour noir des soignants a été, et restera à mon avis, la meilleure protection devant l'horreur. Car tant qu'un traitement efficace n'est pas trouvé, c'est aux soignants de faire face.

Devant la Justice

Guère plus d'un an après avoir inauguré l'unité de prise en charge des malades infectés par le VIH dans le centre ville de Toulon, je recevais une convocation du Tribunal de Grande Instance de Toulon pour « diffamation ». Je me rendais donc à cette convocation au printemps 1993, au cours de laquelle je me trouvais face à face avec le Juge Thierry Rolland, élève de Renaud Van Ruymbeke. Le Juge Thierry Rolland sera par la suite célèbre pour avoir instruit l'assassinat en février 1994 d'une députée varoise, Madame Yann Piat. D'emblée, je me demandais ce que je faisais là et quel était le fil directeur de cette accusation. Le juge m'exposa les faits : un médecin de ville suivant un patient atteint du SIDA, que je suivais aussi à l'hôpital, avait déposé plainte pour diffamation contre moi sur la foi d'un courrier que je lui avais adressé, et qu'il avait transmis à l'Association COBRA (pour : Centre Oncologique et Biologique de Recherche Appliquée… on appréciera l'acronyme) qui était en fait à l'origine de la plainte. A cette époque, devant l'absence de thérapeutiques actives sur le virus, les thérapeutiques parallèles fleurissaient, en général à des tarifs… non humanitaires. Plusieurs médecins généralistes bricolaient, dans leur arrière-boutique un « lavage » sanguin à base d'ozone. Un ancien chercheur de l'Institut Pasteur, dont il avait été congédié, Mirko Beljanski, développa sa thérapeutique avec les moyens du bord… et l'association Cobra comme bouclier. Il existait donc un maillage du territoire français, tant en termes de médecins généralistes (qui prescrivaient le « RLB » : Remonte Leucocytes Beljanski) que de réseau de pharmaciens où on savait pouvoir l'acquérir… moyennant finances. Et là, ça m'a fait « tilt » : bien sûr, cela venait du généraliste qui suivait Michel (tous les prénoms ont été volontairement changés dans l'ouvrage), un de mes patients. Celui-ci était venu me consulter devant des troubles neurologiques minimes (vision floue du côté droit, maladresse lors de l'utilisation de sa main droite). Le diagnostic ne pouvait être affirmé que par un scanner cérébral, suivi d'une IRM (Imagerie par Résonnance Magnétique) cérébrale, car plus sensible. Le premier diagnostic à évoquer était la toxoplasmose cérébrale. En moyenne, cette maladie bénigne transmise par les chats, atteint (souvent de façon asymptomatique) 80 % des personnes immuno-compétentes. Comme le cerveau est quelque peu isolé du système immunitaire, il peut persister des kystes de toxoplasmose à ce niveau, qui ne demandent qu'à se réveiller si l'immunité baisse, c'était le cas de Michel. Ce sont alors des abcès cérébraux qui surviennent et ne peuvent être dissous qu'avec une association de 2 antibiotiques (Clindamycine ou Sulfadiazine et Pyriméthamine, avec un traitement d'entretien à moindre dose par la suite quand la rémission est obtenue). La lettre de son médecin généraliste était alors assez dirigiste : « Je suis contre les antibiotiques, car ils vont contre la vie, comme leur nom l'indique, d'accord pour des scanners mais opposition pour des IRM qui vont démagnétiser l'ADN de ses cellules ». Le pauvre Michel, avec seulement 5 CD4/mm^3, n'était pas aidé avec cette cacophonie médicale. J'ai donc écrit à son médecin généraliste que je ne m'opposais pas à ce qu'il prescrive au patient ce que bon lui semblait, même si le RLB Beljanski me paraissait être une imposture, mais qu'il me laisse traiter mon patient avec les moyens reconnus de l'époque (antibiotiques et diagnostic précis des lésions par IRM). C'est ainsi qu'il transmit ma lettre à l'association COBRA et que la procédure démarra. Je n'ai jamais dissuadé mes patients d'avoir recours à des médecines dites parallèles si cela était bon pour leur moral et si cela n'entravait pas la conduite des traitements dits « de la médecine chimique ». Car à l'époque, si on n'avait pas les moyens de faire augmenter les lymphocytes $CD4^+$ de Michel, on savait avec les antibiotiques adaptés faire disparaître les abcès toxoplasmiques cérébraux. D'autres patients pris en charge à la même époque dans les mêmes conditions d'immuno-dépression sont toujours présents aujourd'hui, sans séquelle, et ont pu bénéficier des progrès ultérieurs de la thérapeutique antirétrovirale et retrouver un taux de lymphocytes $CD4^{+}$ proche de 500/mm3.

Le juge Thierry Rolland avait reçu de COBRA plusieurs revues qu'ils éditaient eux-mêmes, vantant les qualités du RLB, qui n'avait en fait été évalué que dans leur laboratoire et sans expertise extérieure. Il n'y avait, en fait, aucune donnée d'essai thérapeutique chez l'homme et simplement des affirmations que le RLB dans des cultures de virus, avec des méthodes non validées, détruisait ce virus et permettait aux lymphocytes de proliférer à nouveau. « C'est quand même convaincant, me dit le Juge Thierry Rolland ; ce à quoi je lui répondais que cela s'appelait de la propagande, aucune des affirmations de ces journaux n'étant étayée par un organisme indépendant. Je sortais de cette comparution quelque peu satisfait des rapports que j'avais pu avoir avec le Juge, mais frustré qu'il n'y ait pas de contrepouvoir telle une expertise scientifique neutre mise au dossier. J'avais saisi contre mon « collègue » le Conseil de l'Ordre des Médecins du Var, et cela avait fini en mascarade nous faisant signer un « pacte de non-agression réciproque ». Le Président d'alors, du Conseil Départemental de l'Ordre des Médecins, m'avait dit « on le connaît, si on lui met un blâme il passera pour un martyre, et cela fera l'effet inverse… ».

N'empêche, qu'entre temps, le Juge Thierry Rolland m'avait demandé de ne pas quitter la ville sans son aval, ce qui faisait un peu Western dans mon imaginaire…

J'ai quand même informé la DGS (Direction Générale de la Santé), côté mission SIDA, et l'ANRS (agence Nationale de Recherches sur le SIDA) de cette procédure, tandis que paraissait à l'automne 1993 dans l'Express un dossier intitulé « Les Apprentis Sorciers du SIDA » qui remettait bien les choses à leur place. Le RLB de Beljanski était un complexe de ribosomes bactériens, vendu à prix d'or. Le même produit était commercialisé à l'époque sous le nom de Ribomunyl© par les Laboratoires Pierre Fabre pour les infections des voies aériennes supérieures récidivantes, sans jamais avoir été testé chez les patients infectés par le VIH.

Intervention extérieure, analyse plus profonde du dossier à la lueur des révélations de l'Express, quoiqu'il en soit je fut soulagé de recevoir mi-décembre 1993 un appel du Juge Thierry Rolland lui-même m'indiquant que l'affaire était close et… que je pouvais passer de bonnes fêtes de fin d'année.

Ouf ! Quand même ; car on ne sait jamais comment ce genre d'affaire peut se terminer…

Impuissance Médicale et Morale

Le personnel médical et paramédical de l'unité, sans oublier les secrétaires souvent en première ligne, « y croyaient », et c'était formidable car au minimum nous allions accompagner tel patient, sans douleur, vers la mort, au maximum nous allions le maintenir en vie jusqu'à l'arrivée de thérapeutiques plus efficaces que l'AZT. Car, en effet, depuis 1986 la seule molécule qui ait montré une efficacité limitée dans le SIDA était l'AZT. Elle agissait comme inhibiteur de la Transcriptase Inverse, dont nous avons déjà parlé, et avait été remisée dans les tiroirs du laboratoire Wellcome©, qui avait espéré la développer comme anti-cancéreux, sans succès. Le problème de l'AZT fut que, s'il apportait bien une amélioration de courte durée (6 mois en moyenne) dans la démence du SIDA (le virus, en effet, s'établit précocement dans le système nerveux central et développe un syndrome démentiel comme des sujets de 80 ou 90 ans peuvent en présenter). On apprendra plus tard que cette fameuse Transcriptase Inverse est capable de rapidement sélectionner des mutants viraux résistants à l'AZT, d'où l'effet relativement fugace de son utilisation en monothérapie.

Nous étions confrontés à une impuissance morale de plusieurs origines. La première était l'incapacité de donner des réponses certaines à des questions pratiques posées par des patients : vais-je pouvoir retrouver l'usage de mon membre inférieur gauche qui est paralysé ? Vais-je pouvoir retrouver, au moins partiellement, la vision de l'œil droit que j'ai perdue ? Les plaques couleur lie de vin qui ont bien diminué sous chimiothérapie, mais restent un stigmate de ma maladie, finiront-elles par disparaître ?...

L'impasse morale que j'ai eu le plus de mal à affronter aura été celle imposée par le secret médical. Celui-ci ne peut être levé qu'entre le médecin et le malade ou avec un autre confrère médecin participant à la prise en charge du malade.

Mais comment se comporter, face à face, dans mon bureau, quand une mère assez « remontée » vient vous expliquer que son fils de 22 ans est en train de mourir d'une grippe sévère (c'est ce qu'il lui a dit), alors, dit-elle et avec beaucoup de raison, qu'on ne doit plus mourir de la grippe à 22 ans dans les années 90 ? La réponse, facile mais bien sûr insatisfaisante, était que son fils ne lui avait peut-être pas tout expliqué et qu'elle devait revoir cela avec lui.

L'impuissance médicale avait deux aspects : impuissance a établir un diagnostic certain, et impuissance à proposer un traitement ou, ce que nous nommerions aujourd'hui un soin palliatif, à défaut.

Daniel (pour des raisons de confidentialité, tous les prénoms de cet ouvrage ont été modifiés) était suivi dans le service régulièrement et recevait en relais de l'AZT une molécule appelée la ddI dont le mode d'action était quasi identique. En ce début des années 90 nous n'avions pas encore compris qu'il ne fallait pas séquencer les molécules, c'est-à-dire les prescrire les unes après les autres quand des résistances du virus avaient été sélectionnées, mais les associer d'emblée. Or Daniel souffrait d'une cécité brutale bilatérale. La ddI étant connue comme pouvant donner des atteintes nerveuses, était-elle en cause ? Ou une infection opportuniste atteignant les centres cérébraux qui commandent la vision (lobes occipitaux) en était-elle la cause ? Malheureusement, Daniel décéda un mercredi matin sans diagnostic. C'était sans compter l'acharnement (au sens noble) du Docteur Robert Quilichini, qui avait pratiqué lors de ses études de neurologue maintes autopsies : « Monsieur Lafeuillade, me dit-il, nous allons prélever son cerveau pour savoir ce qui s'est passé, après que l'administration ait obtenu l'accord de la famille ».

J'étais plutôt pour, mais je me heurtais à 2 écueils :

– comment ne pas nous contaminer, à une époque où les hôpitaux étaient bien moins équipés en matériaux de protection (lunettes, gants, blouses…) que maintenant ?

– comment s'assurer que l'atteinte était très probablement due à une infection opportuniste appelée LEMP (leuco-encéphalite-multifocale-progressive), due au virus J.C. (des initiales du premier patient chez lequel il avait été isolé), alors qu'en Europe le seul centre qui maîtrisait l'amplification génique du virus se trouvait à Göteborg en Suède ? Ce virus détruisait ce que l'on appelle les « gaines de myéline » des nerfs. En gros, au risque de paraître vulgarisateur, ces gaines de myéline protègent les véritables cordons dans lesquels s'effectue la transmission des influx nerveux, tels des câbles électriques partant des neurones et entourés d'une gaine en plastique.

Pour réaliser cette autopsie, il fallait aller vite :

– je me ruais dans un magasin de bricolage pour acheter des lunettes étanches, des gants épais, des tabliers, des masques étanches…

Mais c'était sans compter sur la passion du Docteur Quilichini car une fois de retour à l'hôpital Chalucet, je demandais au personnel où il était passé : « il a déjà débuté l'autopsie dans l'amphithéâtre, dépêchez-vous Monsieur Lafeuillade, car il semble pressé… En effet, au travers des murs de l'amphithéâtre d'anatomie, où il fallait montrer patte blanche pour entrer, j'entendais le bruit de la scie circulaire qui découpait la boite crânienne. Quelque peu amusé par l'attirail que je lui apportais, le Docteur Quilichini continua la section des racines nerveuses qui lui permit d'extraire un cerveau complet, mis dans un bocal de formol. C'est là que j'intervenais, avec mon « attirail » pour découper une tranche du cerveau passant par les lobes occipitaux. Au début des années 90 il n'y avait pas encore de règles strictes pour envoyer des « spécimens biologiques potentiellement infectieux » à l'étranger. C'est pourquoi, après avoir installé la tranche de cerveau que j'avais récupérée dans un bocal, plein de formol et bien hermétique, je l'expédiais à Göteborg… par Chronopost© et on verrait bien.

Moins de 2 semaines plus tard, je recevais la réponse qui mettait en évidence une démyélinisation de la substance blanche cérébrale en relation avec une infection par le virus J.C.

Cette LEMP est une infection opportuniste effroyable. On devait y faire face dans ces années-là plus fréquemment qu'aujourd'hui car les patients étaient très immuno-déprimés. Notons qu'il n'existait aucun traitement contre ce virus JC, et qu'il n'en existe toujours pas. Selon les zones atteintes du cerveau, on pouvait observer des paralysies, des cécités, des troubles psychiatriques. Le diagnostic de certitude avait été amélioré par l'imagerie par résonnance magnétique (IRM) qui montrait des images évocatrices quoique non spécifiques, et par la mise à disposition de tous les laboratoires du test d'amplification génique du virus JC, qui pouvait se faire sur le liquide obtenu par ponction lombaire. Mais au-delà, rien à proposer.

Je me souviens de Claude, cadre dynamique de 40 ans, qui avait été hospitalisé du fait d'une paralysie de son membre inférieur droit. Une fois le diagnostic posé avec certitude, il avait voulu savoir quelles étaient les perspectives. Je n'ai jamais caché la vérité à mes patients car j'ai toujours considéré que je la leur devais. Quand je lui ai dit que d'autres paralysies allaient peu à peu s'installer, il m'a regardé dans les yeux et m'a dit : « je vous demande de mettre un terme à cela, je vous demande d'accélérer cette fin de vie ». Je lui expliquais que cela n'était pas légal mais que l'on soulagerait ses douleurs et ses angoisses. Son agonie a duré 3 semaines.

Je me souviens de David, jeune Québécois venu vivre en France qui n'avait plus que 8 lymphocytes CD4/mm^3 mais n'avait pas encore développé de complication grave. Les consultations étaient toujours agréables avec lui, par son côté très respectueux et curieux des avancées de la médecine, et son agréable accent Québécois. Il vivait avec sa mère qui était paraplégique suite à un accident de la route. A l'automne 1993 elle me téléphone pour me dire que le comportement de son fils a changé, qu'il est agressif avec elle et l'a même forcée à une course folle en voiture pour lui faire peur. Je l'ai donc hospitalisé. Nous avons dû le sédater car il s'arrachait les perfusions, s'échappait du service et menaçait d'étrangler les infirmières. C'était aussi un cas de LEMP, mais sans déficit moteur ni visuel. Il décéda en décembre. En janvier sa mère m'envoyait une lettre cachetée qu'il avait préparée pour moi avant son hospitalisation, dans laquelle il me souhaitait une bonne année et me remerciait de mes bons soins.

Il n'y a pas de complication du SIDA plus « douce » qu'une autre, mais certaines sont plus effroyables. C'était aussi le cas du sarcome de Kaposi, une tumeur maligne dont le point de départ est le réseau lymphatique, et qui donne des plaques violacées sur la peau ou les muqueuses. On a appris plus tard qu'un virus de la famille des herpès en était à l'origine, virus qui circulait particulièrement dans la communauté homosexuelle, ce qui faisait que pratiquement tous les cas concernaient des hommes. Les quelques femmes atteintes avaient été infectées par des patients bisexuels. Ce sarcome de Kaposi était donc le stigmate à la fois du SIDA et de l'homosexualité. Plusieurs films ont illustré cette époque, dont « Philadelphia » qui restera à mes yeux le plus abouti.

Quand il n'y avait que quelques taches cutanées, parfois leur excision chirurgicale ou une chimiothérapie légère suffisaient à mettre le sarcome en rémission. Par contre, quand il y avait une atteinte d'organe, même une poly-chimiothérapie agressive n'arrivait, en général, pas à contenir le processus. C'était, en particulier, le cas des atteintes pulmonaires pour lesquelles les patients mouraient d'asphyxie.

Je me souviens de Marc, chauffeur poids lourds, dont le SIDA avait été diagnostiqué du fait que sa compagne de tous les jours venait, elle, d'être dépistée séropositive. Il est toujours difficile dans un couple de déterminer lequel a contaminé l'autre. Même la comparaison génétique des virus de chacun est d'interprétation délicate car le VIH mute en permanence d'une personne à l'autre et chez la même personne. Mais dans le cas de Marc, c'était bien lui qui avait contaminé sa compagne, car lorsque ses premières taches cutanées de sarcome de Kaposi apparurent, il admit avoir une vie bisexuelle. Le problème était que le Kaposi était aussi présent dans les bronches et dans les poumons. Malgré la chimiothérapie, Marc avait de plus en plus de difficultés à respirer. Les services de réanimation récusaient l'admission de ces patients car il n'y avait pas d'issue favorable. C'est alors qu'il ne nous restait plus qu'un moyen « palliatif », la CPAP ou appareil de ventilation en pression positive continue. En gros, c'était un masque qui couvrait le visage, bien arrimé à la boîte crânienne, et qui envoyait de l'oxygène avec une pression positive. Le tout était que le patient s'habitue à l'usage de la machine et n'ait pas de réflexes contraires. Ce n'était de toute façon qu'une mesure de dernier recours. Marc ne comprenant pas bien comment cela fonctionnait, je l'avais laissé le soir avec un écriteau juste en face de ses yeux : « Respirez avec le nez et soufflez avec la bouche ». Il est mort d'épuisement au petit matin. Quant à sa compagne qui était aussi très immunodéprimée, elle présenta 3 mois plus tard une infection (ulcérations) extensive au niveau génital et anal qui fut traitée par Foscavir©. Un dimanche matin, les infirmières me demandaient de constater son décès, l'ayant retrouvée comme projetée en travers de sa table de petit déjeuner, sans doute du fait d'une complication cardiaque rare du produit. Ils sont donc partis à 3 mois d'intervalle sans avoir osé accuser l'un ou l'autre de leur situation.

Il y avait aussi des cas, tout en étant autant dramatiques, pour lesquels une pincée d'humour noir réveillait nos souvenirs de carabins. Ce fut le cas de Georges qui vint me consulter en 1993 devant l'apparition d'un sarcome de Kaposi cutané. Comme nous avions des archives bien en ordre, on avait retrouvé la trace d'une consultation avec le Docteur Quilichini 4 années auparavant. Je lui faisais remarquer que c'est sans doute dommage d'avoir perdu tout ce temps mais il me dit qu'il n'avait pas apprécié l'insistance du Docteur Quilichini à vouloir lui faire dire qu'il était homosexuel, ce qu'il jurait ne pas être, étant plutôt la victime d'une fille de passage car pour lui « être pédé c'était une insulte ». Bref, quand je lui demandais de quoi il se plaignait, s'il avait des diarrhées, des essoufflements, il me répondit que c'était moi le médecin, que je n'avais qu'à trouver et que ce serait trop facile s'il me disait tout. Son sarcome de Kaposi envahissait ses 2 membres inférieurs, entrainant un œdème lymphatique très important.

J'ai débuté une poly-chimiothérapie mais Georges n'est venu que pour 2 cures. Deux ans plus tard, je le revoyais inscrit à ma consultation. « He bien Georges », lui dis-je, « quel bon vent vous fait revenir ? » Et là, il me répondit avec un aplomb terrible : « C'est qu'il y a la confiance… ». Lui, qui n'avait jamais rien fait dans le sens indiqué, continua ainsi ! Je l'ai transféré dans le service du Professeur Gastaut à Marseille où malgré une nouvelle chimiothérapie en expérimentation et de la radiothérapie, la maladie progressa. J'étais averti par courrier du service du Professeur Gastaut qu'ils ne l'avaient plus vu depuis un mois quand je note qu'il est inscrit à une de mes consultations de la semaine. « He bien Georges », lui dis-je à nouveau, « quel bon vent vous fait revenir et surtout pourquoi avez-vous arrêté le traitement du Professeur Gastaut ? ». La réponse fut nette : « Le professeur Gastaut m'a entubé, il m'a fait signer un accord pour rentrer dans un protocole et voilà : c'est pire qu'avant ». En effet, malgré cette chimiothérapie en liposomes qui était censée se concentrer dans les lésions du sarcome de Kaposi, la maladie avait progressé à grande vitesse. Je proposais d'essayer à nouveau de l'enrayer par de la radiothérapie, ce que Georges accepta. Néanmoins, Georges n'avait pas complètement abandonné sa rancune contre le corps médical qui, il est vrai, ne lui avait apporté ni guérison ni confort, puisqu'une avocate installée proche de l'hôpital m'informa par téléphone qu'il voulait porter plainte contre nous tous de ne pas l'avoir guéri, ce qu'elle s'employa à l'en dissuader de manière efficace. Ha, « quand il y a la confiance ! »

Georges mourut dans le service avec des membres inférieurs rongés par le sarcome de Kaposi et des plaies béantes induites par la radiothérapie. Souffrance, incompréhension réciproque, refus d'assumer son homosexualité (quand il était en bilan à l'hôpital de jour, certains autres patients le nommaient « nounours », son nom de code dans le milieu gay… c'est vrai qu'il était poilu… partout !)

Dans le cadre de l'impuissance morale, je tiens aussi à aborder la difficile « ligne rouge » à laquelle tout soignant est confronté quand il a en charge un malade grave pendant un temps certain. C'est d'abord la tentative de passer du vouvoiement au tutoiement, ce que je déconseillais fortement à mes équipes, mais elles n'en tenaient pas toujours compte. C'était ensuite entrer dans la « bulle » familiale du patient. Non pas que je considère que nous ne sommes que des techniciens de la santé, mais franchir les lignes peut mettre, souvent, les 2 parties en porte à faux, voire en péril. J'illustrerai cela par un cas personnel. Je suivais un patient, Pierre, qui avait peu de lymphocytes CD4 mais n'avait pas encore développé d'infection opportuniste grave. Il venait en général en consultation avec sa mère, professeure de dessin renommée dans les collèges varois. Comme toujours dans ces situations, la mère a tendance à parler des choses peu graves et il est difficile de se concentrer sur les résultats alarmants de l'immunité de Pierre sous AZT puis ddI. Désolé de le dire de façon crue, la mère d'un patient homosexuel devrait rester dans la salle d'attente car elle accapare toute la discussion, mais ça je l'ai appris que plus tard. La mère de Pierre était focalisée sur les voyages fantastiques qu'ils avaient réalisés (et continuaient à faire) en Namibie, au départ en présence du père, ensuite sans lui sans que l'on sache s'il était mort ou était allé trouver le bonheur sous d'autres cieux. Dans tous les cas cette mère, charmante par ailleurs, et aimante de son fils, occupait tout l'espace. Et puis voilà, ce qui devait arriver arriva, un jeudi en fin de consultation, ma vigilance faiblissant, me voilà répondre « rien de particulier » à la question « Que faites-vous ce samedi soir ? ». Donc j'étais d'office invité pour un repas « frugal », car m'expliqua la mère nous repartons pour la Namibie le surlendemain et n'avons pas le temps de faire des courses, destiné avant tout à assister à un diaporama des plus belles prises de vue qu'ils aient pu faire. Les images étaient, en effet, magnifiques. Mais la soirée fut longue car seule la mère avait la parole, on était dans le « one woman show », si je peux dire. Le fils habitait l'appartement au-dessus et était venu nous rejoindre mais assistait comme moi au diaporama sans fin, sauf que moi c'était une première projection…

Je reste persuadé que cette démarche humaine est bonne mais aussi impossible, car elle biaise ensuite les rapports selon ce qui arrive entre patient, famille, et médecin. Au retour de Namibie, Pierre avait encore moins de lymphocytes CD4. Une ATU (Autorisation Temporaire d'Utilisation) était disponible pour la 3 TC, ou lamivudine, qui était aussi un inhibiteur de la Transcriptase Inverse. Cette ATU spécifiait bien que le produit devait être utilisé en monothérapie, après l'échec des autres molécules. Or, il s'avéra par la suite que le VIH devenait encore plus rapidement résistant à la 3 TC qu'aux inhibiteurs précédents.

Méconnaissances scientifiques, lourdeurs administratives, dogmes, principe de précaution… tout concourait à cette époque à ce que l'on fasse l'inverse de ce qu'il fallait d'un point de vue virologique : on épuisait le potentiel de chaque molécule une après l'autre en les séquençant, on ne renforçait jamais leur pouvoir en les associant.

Quand Pierre a commencé, malgré sa monothérapie par Lamivudine, à développer des infections opportunistes graves, sa mère s'est retournée vers moi : « Mais comment, je ne comprends pas, vous ne pouvez rien ? Pourtant nous sommes des amis ».

Difficile ligne rouge à ne pas (trop) franchir, surtout, on le verra plus tard, quand les succès des trithérapies ont permis à des patients condamnés dans les années 90 à être toujours là aujourd'hui... Souvent, ils me demandent « Mais, Docteur, combien d'années cela fait que nous nous suivons ? ». Je leur réponds « plus de 20 à 25 ans certainement d'après mes notes », « il faudra fêter cela » m'ont dit certains. Certainement ! De fait, en 2002 comme en 2012 j'ai organisé dans la salle de conférences de l'hôpital la célébration des 10 puis 20 ans du service d'infectiologie : les patients et tout le personnel de l'hôpital furent conviés, pour – je pense – un succès. Il y a peu de maladies graves où vous pouvez fêter autour d'un gâteau et quelques verres de Champagne une telle survie, même malgré des inconvénients. Les patients qui y participèrent en parlent encore ce qui prouve que cela est aussi pour eux une reconnaissance de leurs efforts.

Dans les chapitres qui suivent je vous donnerai deux exemples inattendus de ces patients qui sont passés au travers des « années de feu ».

Barbara

La première fois que j'ai reçu Barbara en consultation c'était en avril 1993 et elle avait 34 ans. Elle était amaigrie, essoufflée au moindre effort, et venait chercher un deuxième avis alors qu'elle était suivie par un médecin installé dans le privé à Marseille. Ce médecin était en fait un charlatan connu dans la région, qui avait exercé comme assistant dans 2 services marseillais dont il s'était fait mettre à la porte. Il avait donc un cabinet privé en ville et une partie des patients séropositifs qu'il avait eu en charge à l'assistance publique des hôpitaux de Marseille l'avait suivi, le « charisme » du charlatan faisant beaucoup dans cette démarche. Sauf que la prescription des premiers antirétroviraux était réservée aux médecins hospitaliers. On a vu dans les chapitres précédents que leur action en monothérapie était de courte durée, quelques mois seulement. C'est pourquoi les autorités sanitaires avaient réservé leur indication aux patients ayant moins de 200 lymphocytes $CD4^{+}/mm^{3}$ de sang, ce qui signe une immunodépression avérée. Ce médecin suivait donc des patients en leur faisant faire des bilans dans un laboratoire de ville avec lequel il était de connivence. Il expliquait aux patients que les examens immunologiques n'étant pas bien remboursés, il prescrivait d'autres dosages sans intérêt (magnésium sanguin, sélénium…) que le laboratoire facturerait mais ne réaliserait pas tout en inscrivant un chiffre bidon sur le rendu de résultats. Ce rendu de résultats lui était d'ailleurs directement adressé afin que les patients n'aient pas accès aux vrais chiffres. Car si les lymphocytes $CD4^{+}$ étaient inférieurs à $200/mm^{3}$, il se devait d'instaurer une prévention de la pneumocystose par un antibiotique dénommé

Bactrim®, et surtout un traitement par un antirétroviral, ce qu'il ne pouvait pas faire n'étant plus hospitalier.

C'est dans ce cadre-là que je reçus Barbara pour la première fois, croyant qu'elle avait 400 CD4 $^{+}$ /mm^{3}, alors qu'elle n'en avait que 110 et que les examens pneumologiques confirmaient l'existence d'une pneumocystose, donc un « passage » au stage SIDA.

On pensait en effet à l'époque que les patients séropositifs étaient « porteurs sains » du virus jusqu'au jour où ils franchissaient le stade SIDA défini par l'apparition de certaines complications. On se basait sur des études de culture du virus dans le sang, publiées en 1989 par deux équipes américaines, qui montraient que pendant des années il y avait très peu de virus circulant. L'amélioration des techniques et l'avènement en clinique courante de l'amplification génique démontra par la suite que ce « modèle » était erroné, nous y reviendrons.

Quant à notre Barbara, la voici hospitalisée pour 3 semaines de traitement intraveineux par Bactrim®, associé à des corticoïdes car elle respirait vraiment mal. Ces corticoïdes furent rapidement arrêtés car ils eurent, comme cela peut se voir, un effet tellement tonifiant sur Barbara qu'on ne pouvait plus la maîtriser. Un effet secondaire possible des corticoïdes chez certaines personnes est, de fait, une agitation permanente et une insomnie, peu propices à une hospitalisation destinée à récupérer des forces et guérir de son infection opportuniste.

Puis l'hospitalisation prit fin, avec un suivi en ambulatoire, c'est-à-dire en hôpital de jour pour les bilans et en consultations externes.

En avril 1994 les lymphocytes CD4 de Barbara restaient inférieurs à 200/mm^3 et elle perdait du poids à nouveau. L'examen clinique n'était pas contributif. Je décidais de changer l'AZT pour la ddI. En décembre 1994 je décidais d'hospitaliser à nouveau Barbara devant des pics de fièvre à 40° au domicile. Les examens furent formels, une nouvelle infection opportuniste s'était déclarée, due à un germe de la famille des mycobactéries. La plus célèbre mycobactérie connue du public est l'agent de la tuberculose. Celle-ci peut survenir dans le cadre de l'infection à VIH, mais chez les patients très immunodéprimés il s'agit surtout de mycobactéries atypiques, c'est-à-dire des espèces inoffensives chez le sujet sain mais potentiellement mortelles chez le sujet immunodéprimé. En l'occurrence il s'agissait de Mycobactérium avium, retrouvé dans le sang, le poumon, la moelle osseuse de Barbara. Elle ne pesait plus que 42 kg pour une taille de 1,71 cm et malgré notre « cocktail antibiotique », paraissait aller plus mal de jour en jour. C'est là que j'ai reçu sa mère, qui l'accompagnait toujours en consultation, et lui dit que je pensais que « cette fois ci, nous n'y arriverions pas ». J'ai appris ce jour-là à ne plus jamais émettre de pronostic : non seulement Barbara rentra chez elle en meilleur état général sous une association de 4 antibiotiques, mais elle était toujours vivante lorsque les premières trithérapies arrivèrent en 1996.

Ces trithérapies devaient leur efficacité à la présence dans le traitement d'une anti-protéase, la protéase étant une enzyme nécessaire au VIH pour sa réplication. Barbara bénéficia de façon chronologique des anti-protéases dans l'ordre d'arrivée sur le marché : le Norvir® d'abord, particulièrement mal supporté à la dose de 1200 mg/jour (nausées, vomissements, vertiges, diarrhées), puis le Crixivan®, mieux toléré, puis le Kaletra® qui lui permet à ce jour de maintenir un taux de lymphocytes CD4 à 900/mm^3, c'est-à-dire normal avec une « charge virale », c'est-à-dire une mesure de la réplication du VIH, indétectable. Cela ne veut pas dire que le VIH a été éliminé de l'organisme, mais que sa réplication – et donc ses potentialités délétères – est inhibée. Evidement cela ne s'est pas fait sans douleur ni séquelles. On considère aujourd'hui qu'un patient séropositif, du fait de l'inflammation chronique due à la persistance du virus, même si la trithérapie le garde indétectable, a globalement des organes physiologiquement plus âgés de 10 ans qu'un patient séronégatif. C'est ainsi qu'en 2012, à l'âge de 47 ans, Barbara a dû subir la mise en place d'une prothèse de cheville gauche devant une arthrose avancée. Mais la leçon que Barbara m'aura apprise pendant ces 23 années de suivi, c'est celle d'un optimisme résigné. Optimiste, elle l'est car continue sa vie d'artiste (elle peint, sculpte des objets), ne s'interdit pas de voyager (elle a une amie aux Seychelles où elle va, quand les moyens financiers le lui permettent, faire de la plongée). Mais dans ses sourires attachants je trouve toujours une note de résignation, se sentant quelque peu coupable d'être là alors que certains de ses amis et amies sont partis depuis longtemps.

Dans tous les cas merci pour tout Barbara, et surtout pour avoir appris à un jeune praticien de 33 ans à l'époque à ne plus jamais émettre de pronostic !

Gérard

Gérard était chauffeur de taxi à 57 ans quand fut découverte sa séropositivité en 1993 devant une baisse du nombre de plaquettes, un élément de la coagulation sanguine. Son bilan immunitaire n'était alors pas catastrophique puisqu'il avait 450 lymphocytes CD4/mm^3. Nous n'avions pas encore, dans ces années-là, de marqueur virologique fiable de la réplication virale et nous utilisions la mesure d'un antigène du virus circulant dans le sang, l'antigène p24, dont des études ultérieures ont montré que ses taux n'étaient pas corrélés à l'évolution de la maladie. Il faudra attendre 1996 pour voir arriver un véritable test virologique, appelé la charge virale, qui est la mesure du nombre de copies de virus qui se multiplient par millimètre cube de sang.

Gérard a été pris en charge par un médecin hospitalier qui était vite dépassé par les progrès de la science dans le domaine, mais était très apprécié des patients du fait de sa capacité d'écoute. En fait, ils pouvaient lui raconter n'importe quoi et il hochait de la tête, sans même qu'on puisse savoir s'il avait réellement écouté ce que le patient lui disait. Pendant ce temps, les lymphocytes CD4 $^+$ de Gérard chutaient de bilan en bilan pour atteindre 160/mm^3 fin 1995 quand son médecin lui prescrivit de l'AZT en monothérapie. Fin 1996, alors que le traitement standard était une trithérapie, il reçut une bithérapie faite d'AZT et de 3TC. Mais les CD4 $^+$ continuaient à chuter. C'est alors que mon confrère me l'adressa pour « impasse thérapeutique ». On appelle impasse thérapeutique des situations où les patients ont un virus qui a développé des résistances à tous les antiviraux disponibles et où l'on ne sait plus trop quoi faire pour ralentir la maladie. Certains utilisaient des « gigathérapies », associant les 5 ou 6 antiviraux disponibles, se disant que chacun aurait une petite efficacité, et que l'addition de ces efficacités réduites changerait la donne. Mais ce n'était pas le cas de Gérard qui, en particulier, n'avait jamais reçu d'inhibiteur de la Protéase du VIH. Une fois la combinaison thérapeutique modifiée,

Gérard a pu voir ses lymphocytes CD4 s'élever à plus de 500 par mm^3, et il n'a jamais développé aucune complication de la maladie. Récemment, en consultation, il me dit : « savez-vous qu'en 1994 j'ai vendu ma licence de taxi car on m'avait dit que j'étais condamné ? ». Et il continua : « voilà comment cela s'est passé : j'étais allé consulter votre confrère hospitalier et il m'avait dit qu'il enverrait par courrier ses conclusions à mon médecin généraliste. Celui-ci me tendit la lettre et me dit de la lire moi-même ». Et me regardant bien dans les yeux, Gérard m'en dit les termes qu'il connaissait par cœur : « étant données la baisse des CD4 et l'élévation de l'antigénémie p24, cela laisse malheureusement présager une évolution défavorable à court terme ». Attendez, lui dis-je, je dois pouvoir retrouver la copie de ce courrier dans votre dossier, et ce fut le cas. Gérard ajouta, avec un sourire forcé : « j'ai maintenant 80 ans et je suis toujours là, et on vient de me diagnostiquer un cancer de la prostate débutant. Mon urologue me dit qu'avec quelques séances de rayons je pourrais m'en tirer... mais toutes ces années pendant lesquelles j'ai été persuadé de mourir du SIDA m'ont épuisé, cette nouvelle bataille je ne la mènerai pas ! ». Il m'a fallu 3 bons mois, avec l'aide de l'équipe infirmière et de la psychologue du service pour que Gérard accepte cette radiothérapie. Et 6 mois plus tard son épouse développait un myélome multiple, sorte de leucémie osseuse.

Gérard me dit à la consultation qui suivit : « encore merci car je suis en forme à nouveau pour maintenant m'occuper de mon épouse ».

Cette histoire vraie, et il y en a tant d'autres, démontre à nouveau que dans ce genre de pathologie émettre un pronostic bien tranché est une erreur.

La caste des Directeurs hospitaliers

Celui qui, à Toulon, était devenu mon exemple, si ce n'est mon maître en Médecine Interne, le Docteur Robert Quilichini, m'avait prévenu : « n'attendez rien de la Direction, nous ne jouons pas dans la même cour. Eux n'ont rien à faire des malades, seule leur carrière importe. » Jeune praticien, j'avais des difficultés à croire cela. Pour exemple, il me dit « le Directeur Général précédent de l'hôpital ne m'a jamais aidé dans aucune de mes demandes, j'ai toujours eu porte close ou décision sans suite quand je demandais qu'une technique soit développée à l'hôpital ou qu'un individu particulièrement au point dans son domaine soit nommé plutôt qu'un autre qui faisait un consensus mou ». J'attendais la suite, et elle ne fut pas longue à venir : « eh bien le jour où, en retraite, il a été malade, c'est à moi qu'il s'est adressé pour le prendre en charge ! ». Je me permettais de lui demander « avez-vous accepté », ce à quoi il répondit « bien que Corse, je suis médecin avant tout et ne mets pas en jeu d'autres paramètres que l'avenir du malade ». Bel exemple, s'il en est, de recentrage sur sa propre fonction, quelles que soient les anicroches passées.

A mon arrivée à Toulon nous avions un Directeur doté d'un important charisme personnel. Je suis désolé de dire cela de manière aussi crue mais, à 32 ans en 1993 je trouvais l'individu plutôt « imbuvable ». Il profitait de ses 2 m de hauteur, du cortège de courtisanes de l'administration qui l'accompagnaient dans ses réunions, tel un roi, au cours desquelles il démontrait aux médecins qu'il faisait le maximum. Il expliquait par exemple qu'avec le système de l'enveloppe globale de l''hôpital (nous y reviendrons, mais à l'époque un hôpital recevait une somme forfaitaire de financement pour l'année, calculée selon son nombre de lits et son activité) il ne pouvait plus permettre à partir de novembre d'autoriser la pose de nouveaux pacemakers ou l'initiation de nouveaux traitements contre l'hépatite C par interféron. Par contre il trouvait tous les financements nécessaires pour faire de la publicité et du marketing hospitalier.

Le problème est que, en 1994, l'individu bien renseigné comprit que notre problématique était la disponibilité de lits d'aval, c'est-à-dire des lits de moyen séjour pour des patients atteints de SIDA qui avaient des déficits neurologiques et ne pouvaient pas rentrer chez eux. C'était, par exemple, des patients qui avaient développé des abcès du cerveau à cause d'un parasite, le toxoplasme, mais qui une fois l'infection guérie gardaient des paralysies et avaient besoin de soins de suite et de rééducation. Or, les maisons de rééducation habituelles de l'aire varoise avaient tendance à ne pas avoir de place quand on leur spécifiait qu'il s'agissait d'un SIDA... C'est ainsi que notre Directeur, sans aucune collaboration avec le corps médical, établit un dossier pour le Ministère afin de créer, en janvier suivant, une unité supplémentaire de 10 lits de « soins de suite » qui fut acceptée et subventionnée. N'ayant pas de nouvelle de sa part, et le personnel du service étant assez interrogatif concernant la date d'ouverture de ces 10 lits supplémentaires, et des moyens alloués, je me permettais de lui téléphoner pour lui demander des précisions. Je n'ai jamais oublié sa réponse, froide, au téléphone : « Monsieur Lafeuillade, vous êtes jeune dans la boite et vous devrez apprendre dans l'avenir qu'on ne pose pas de questions à un Directeur ». Voilà, tout était dit : je fais ce que je veux, j'empoche la somme dont tu n'auras jamais la connaissance, et tu te débrouilleras avec ce que je te donnerai.

Inutile de vous dire que je n'avais que peu d'affinités avec cet individu.

Quelques mois plus tard, toujours taraudé par ses finances, il faisait appel à moi pour aller à la Direction des Affaires Sanitaires et Sociales du Var car il disait ne pas avoir assez de crédits pour que je puisse traiter mes séropositifs. En effet, à l'époque, les antirétroviraux étaient uniquement sur dotation spécifique hospitalière et non sur la sécurité sociale. Après un magistral numéro où il déclara que sans une rallonge d'au moins 500 000 francs, je ne pourrais plus traiter mes malades, il obtint le chèque qu'il voulait et nous repartîmes…

Deux jours après je le croisais dans le parking de l'hôpital, mais il ne savait déjà plus qui j'étais, ou l'avait oublié : ses crocs étaient dirigés ailleurs, peut-être.

Dans ma carrière et dans l'évolution de l'administration de l'hôpital public, j'au eu l'occasion de côtoyer deux autres Directeurs Généraux. Vous pourrez découvrir au fil de cet ouvrage les liens, souvent conflictuels, que nous avons eus. Je vous éclairerai aussi sur les volontés politiques, quel que soit le bord, d'afficher l'image d'un hôpital public performant, tout en sapant par derrière ses possibilités.

En ce qui concerne les Directeurs Généraux, beaucoup finissent leur carrière à l'IGAS (Inspection des Affaires Sociales), organisme qui leur permet d'aller porter leur expertise et leurs conseils auprès d'hôpitaux « en détresse » (financière) avec des solutions qui parfois n'ont même pas fonctionné quand ils avaient le même problème dans leur hôpital.

Sans oublier que les Directeurs adjoints (nous devons en avoir une quinzaine actuellement à Toulon) sont sous les ordres du Directeur Général, on arrive néanmoins à trouver des coopérations plus fructueuses avec certains d'entre eux.

La nécessité d'un congrès de spécialistes

Ma première participation à un congrès international sur le SIDA eut lieu en 1989 à Montréal, où environ 5000 congressistes étaient attendus. Pour moi, avoir une place à ce congrès grâce à l'amabilité du Professeur Jean Albert Gastaut était un honneur. J'étais quelque peu inquiet « d'affronter l'Amérique du Nord », mon Anglais étant loin d'être parfait. Mais une fois arrivé, quand j'ai compris que tout le monde parlait « une sorte » de français, j'ai été rassuré. C'était le 5éme congrès international contre le SIDA et il avait une aura de réunion scientifique « élitiste », avec, à la fois, des communications scientifiques mais aussi des communications plus générales, nous menant à réfléchir sur nous et notre devenir. Je me souviens, en particulier, d'une présentation de près d'une heure du Professeur Albert Jacquard, généticien, nous invitant à voir que notre monde était devenu tout petit avec les moyens de locomotion actuels, d'où la facilité de propagation des épidémies.

Je suis rentré de ce congrès avec une seule idée en tête : « il faut faire un congrès VIH à Toulon ».

L'année suivante nous étions à San Francisco pour un congrès sur le thème « De la Science à la Politique », puis en 1992 à Florence pour un congrès sur le thème » « La Science défie le SIDA ». Quel mot d'ordre quand on le relit après coup, alors que nous n'étions qu'à 4 années des premières trithérapies, ce que personne ne pouvait prévoir !

Donc, début 1993, avec l'ouverture du Palais des Congrès de Toulon, je me lançais dans l'aventure d'un congrès centré sur le VIH, pour ceux que cela intéressait. Cette première édition de ce que nous nommions « La Réunion Méditerranéenne de Sidénologie » impliqua nombre de praticiens libéraux, dont certains avaient parmi leurs patients quelques malades séropositifs, ~~mais~~ d'autres non, mais voulaient se tenir au courant de l'évolution des découvertes. L'année suivante fut une année de transition car étant donnée l'évolution de plus en plus technique des sujets, nous avions dû faire appel à des personnalités étrangères qui faisaient autorité dans le domaine : cancers du col utérin à papillomavirus, lymphomes, risques de cancer anal chez les homosexuels, mutations de résistance aux premiers antirétroviraux, utilisés en mono, puis bithérapie.

Et là, j'ai compris que nous avions perdu notre public ! En effet, les médecins généralistes qui venaient à ces réunions voulait être « intellectuellement » au courant des avancées dans le domaine, mais ne considéraient pas qu'ils allaient obligatoirement avoir en charge de tels patients et gérer des aspects de plus en plus spécialisés de la pathologie. Le médecin généraliste voulait savoir s'il pouvait administrer un antibiotique chez un patient sous AZT ; nous voulions savoir comment et à quelle vitesse la résistance aux antirétroviraux s'établissait. Ce n'était, certes pas le rôle du généraliste de tout savoir sur les premiers antirétroviraux et les infections opportunistes possibles : il suffisait qu'il y pense et qu'il ait le réflexe d'appeler l'hôpital quand il le fallait. Il avait donc un besoin de formation continue mais pas de congrès spécialisé.

A l'époque nous étions un groupe d'amis médecins, et nous nous réunissions autour de soirées « pizza » pour faire le programme du congrès. Il y avait Pierre Pellegrino, mon assistant, le Docteur puis Professeur Jean Pierre de Jauréguiberry de l'hôpital d'Instruction des Armées Saint Anne à Toulon, un homme d'une exigence envers lui-même et d'une rigueur scientifique comme j'en ai rarement rencontré, le Docteur Ledun, ancien militaire installé en ville, et Michel Blanc, généraliste sur Toulon. Nous étions au début d'Internet, et le mode de communication le plus courant était le courrier ou le Fax. Et c'est par le Fax que nous eûmes notre première satisfaction d'invitation : le Professeur Robert Gallo, co-découvreur du VIH, viendrait à la « Réunion Méditerranéenne de

Sidénologie » en juin 1995. Le congrès prenait donc une autre direction, s'adressant plus aux praticiens hospitaliers habitués à prendre en charge des patients séropositifs, qu'aux médecins de ville.

Et quand on m'informa que le fameux Professeur Gallo avait rejoint sa chambre face au Palais des Congrès, je ne savais quoi faire : le convier à boire un verre au risque de lui casser la récupération de son décalage horaire ? Ou attendre de le rencontrer lors du congrès, tout en respectant son timing ? La deuxième solution me parut la bonne et je ne la regrette pas car une fois remis de son décalage horaire, le Professeur Robert Gallo est venu se fondre dans la foule des participants, telle une star tant attendue – notamment par moi – et plein de bons mots et de remerciements.

Il n'était pas n'importe qui, comme nous l'avons vu auparavant, mais instillait à son auditoire une sorte de karma que peu d'autres scientifiques, à part le Professeur Antony Fauci m'ont fait ressentir, je dirais même un frisson, lors de leurs prises de parole. J'ai ressenti cela de la part d'autres personnes qui intervenaient à l'occasion des congrès mondiaux sur le SIDA comme, dit précédemment, le Professeur Albert Jacquard à Montréal, Nelson Mandela à Durban en 2000 et Bill Clinton à Barcelone en 2002.

Concernant Robert Gallo, il nous a fait « planer » pendant plus d'une heure (Robert Gallo dépasse toujours son temps de parole) sur les origines du VIH et les difficultés de la mise au point d'un vaccin du fait des mutations et variabilités multiples du virus. Il insista aussi sur les co-facteurs de l'infection à VIH, sujet dont le Professeur Luc Montagnier s'était fait le champion, quitte à nier sa découverte de 10 ans auparavant sur le VIH responsable du SIDA… En effet, à partir des années 1990, le Professeur Luc Montagnier était persuadé que le VIH n'agissait pas seul pour induire l'immuno-dépression et, dans ses cultures de cellules, il isola 2 espèces de Mycoplasmes candidates à ce rôle : Mycoplasma penetrans et Mycoplasma fortuitum. Comme il existait sur les hauteurs de Toulon une société appelée « International Mycoplasma », nous avons débuté une collaboration par leur intermédiaire avec le laboratoire du Professeur Montagnier. Nous prélevions des échantillons sanguins chez des patients infectés par le VIH et les expédiions à l'Institut Pasteur. Le Professeur Luc Montagnier nous reçut aussi un jour pour nous faire visiter son laboratoire et discuter de l'avancement de ses recherches.

Dès cette époque le congrès de Toulon a dû prendre une orientation à la fois multi-disciplinaire et néanmoins centrée sur les recherches en matière de VIH : il y avait bien sûr le VIH sous ses aspects pratiques et fondamentaux, mais aussi les co-infections par les virus des hépatites virales, et d'autres maladies émergeantes. Le congrès devint donc « l'ISHEID » (International

Symposium on HIV and Emerging Infectious Diseases ») : Congrès International sur le VIH et les Maladies Infectieuses émergentes. Il accueillit à Toulon en 2001 le Professeur Antony Fauci, conseiller de tous les présidents américains en matière de santé publique depuis Reagan jusqu'à Obama. Ce fut aussi un grand moment d'adrénaline quand les membres du consulat des USA en France vinrent investir le Palais des congrès. Tony Fauci est mondialement reconnu comme impartial, honnête et pragmatique. J'avoue que cet homme m'a beaucoup impressionné, au point de ne pas avoir le courage lors d'un des diners d'orateurs d'être à sa table, moi, Président du congrès, une faute que je me reproche toujours aujourd'hui. D'autant que le Consulat des Etats Unis avait été mis dans la boucle, avait sécurisé son parcours, et le Président du congrès qui l'invitait se sentait incapable de mener une discussion face à face lors d'un repas sur les risques infectieux à venir et les risques bioterroristes. Il faut dire qu'il avait, lui, à l'époque, accès à tous les dossiers classifiés de la CIA, et qu'en face je me sentais tel un péquenaud méditerranéen…

Tony Fauci, protestant d'obédience, s'octroyait une vie rigoureuse : pas de vin à table, ses 6 filles et son épouse au premier rang du Palais des congrès lors de son allocution, et, bien sûr, un footing autour du bord de mer toulonnais à 7 heures du matin. L'admiration de l'homme, son amabilité constante, me faisaient penser que l'on en avait pas fait assez pour celui qui était le cerveau de la recherche biologique aux USA.

En 2010, devant la fermeture de nombreux hôtels toulonnais, la survie de l'« ISHEID » était en jeu et je décidais de faire migrer le congrès au Parc Chanot à Marseille. Les atouts étaient multiples : meilleur accès (TGV, vols internationaux), structure plus adaptée, notamment en termes de logement des participants. L'édition de 2012 sera un succès inégalé… nous y reviendrons car il aura été dû à la participation du « Patient de Berlin » et de l'hématologue qui l'avait guéri. Ce cas restant à ce jour le seul cas d'éradication du VIH, dans des situations bien précises. C'est donc, depuis 2010, qu'à lieu l'ISHEID tous les 2 ans à Marseille avec des participants venant des 4 coins du monde, aussi bien pour écouter studieusement des présentations de grands patrons internationaux qui font autorité en leur domaine, que des communications proposées par les participants et retenues sur leur qualité. L'audience couvre essentiellement l'Europe et les USA, mais il y a toujours quelques pays minoritaires qui parviennent à avoir un travail original retenu pour une présentation. Leur particularité est, en général, d'offrir un objet au Président du Congrès, pour le remercier d'avoir eu son travail sélectionné. C'est ainsi qu'au fil des années j'ai construit un petit musée comportant, entre autres, un énorme phallus en pierre taillée dont les bourses font cendrier, venant d'Afrique, des bocaux de pistaches ou d'arachides, et, pièce maîtresse, une boule de bois ornée de triangles de fer, montée sur un manche, d'origine mongole, pour mieux éclater la tête de l'adversaire…

Cette Manifestation se poursuit donc tous les 2 ans, avec toujours autant d'enthousiasme et des comités d'organisation et scientifiques internationaux toujours autant motivés.

Le choix informé de son destin

J'ai rencontré des malades qui « encaissaient » plus ou moins le diagnostic – et le pronostic – en général effondrés, et d'autres qui, dans une sorte de défi envers la maladie, laquelle avait à l'époque toujours le dessus, voulaient décider de la manière d'aborder leurs dernières semaines ou leurs derniers mois de vie.

Deux exemples me reviennent en mémoire, mais bien d'autres ont suivi cette voie. C'était de dire gentiment aux médecins que « nous n'allions pas gagner le match », pour certains la perte de 10 à 20 kilogrammes en était la preuve, pour d'autres, la connaissance dans les revues spécialisées, notamment de l'association française « AIDES », ne laissait que peu d'espoir.

Le premier patient qui illustre ce choix, je l'ai connu à l'institut Paoli Calmette à Marseille, dans la fin des années 80. Il souffrait, outre de sa séropositivité, d'un lymphome non Hodgkinien, sorte de cancer hématologique des ganglions lymphatiques. Cette complication n'était pas reconnue comme une manifestion du SIDA, même si des taux de plus de 1000 fois avaient été constatés aux USA chez les séropositifs, seul le lymphome non Hodgkinien était la marque du SIDA. Bataille d'épidémiologistes et sans doute de gardiens de l'histoire de la médecine, il n'en restait pas moins que le lymphome de Hodgkin répondait en général mieux à la chimiothérapie que la forme non Hodgkinienne, et que des survies à très long terme étaient envisageables, sans rechute.

Ce ne fut pas le cas de Pascal qui comprit vite qu'après chaque cure de chimiothérapie les ganglions réapparaissaient rapidement, surtout autour de la trachée, ce qui lui occasionnait une sensation d'étouffement récurrent. Pour preuve de la rechute rapide de sa maladie de Hodgkin, il y avait une augmentation dans le sang des lymphocytes éosinophiles, souvent liés à la maladie. Patrick décida de rentrer chez lui et d'arrêter tout traitement ciblé. Ce ne sont que plusieurs mois plus tard, lors d'une réunion de formation des médecins généralistes sur le SIDA, que j 'ai rencontré celui qui s'occupait de lui, le Docteur Gérard Assensi, médecin généraliste à Toulon. Il avait accompagné Pascal à son domicile, en ce début des années 1990, avec les moyens du bord : antalgiques et corticoïdes. Et il était parvenu à répondre à la demande de Pascal qui était une survie de 4 mois, afin qu'il puisse revoir une dernière fois les VHS (il paraît que ce format est destiné à l'abandon en 2017) qu'il avait tant appréciés au cours de ces 15 dernières années : westerns, pièces de théâtre, polars, reportages sur des continents lointains, grands moments de l'histoire du monde… et c'est en regardant une de ces cassettes qu'il s'endormit pour toujours, sans souffrance.

Le second patient, Thierry, avait peu de lymphocytes CD4 (120/mm3) quand il vint me consulter au début des années 1990, alors qu'il avait 35 ans, pour un essoufflement qui virait à l'asphyxie. Le mécanisme de la pneumocystose était de « shunter » les alvéoles pulmonaires, ne permettant pas aux vaisseaux de s'oxygéner, ce que l'on appelait un « détournement » puisque, de fait, tous les organes d'aval recevaient des quantités insuffisantes d'oxygène. Thierry a accepté de rester le temps nécessaire pour traiter par voie intraveineuse sa pneumocystose, puis je l'ai suivi en consultations externes. Au bout de quelques mois, il a manifesté son désir d'aller vivre à la campagne, en l'occurrence l'Ardèche. Je lui donnais quelques coordonnées de correspondants avec lesquels j'avais l'habitude de travailler. Je n'ai jamais cherché à connaître le passé de Thierry, car mon rôle n'était pas celui d'un flic : prostitution ? Vente de produits illicites ? Petits larcins ? Thierry a toujours été très correct avec moi, m'encourageant à poursuivre « cette bataille » dont, quelque part il avait senti avoir pris le train trop tôt, quand on n'avait pas assez de molécules efficaces. On aurait dit, à notre dernière entrevue, qu'il était le médecin et moi le patient : « vous y arriverez un jour, c'est dans la logique des choses, continuez comme vous faites… et acceptez ce cadeau à condition qu'il vous suive toute votre carrière hospitalière » : « C'est un ami Franc Maçon qui l'a fait pour vous, et c'est mon honneur qu'il vous suive jusqu'à la fin de votre carrière ». Il s'agissait d'une superbe lithographie encadrée en noir, sur laquelle on devinait un fond fait de marécages et de canards libres, et au premier plan le visage de Van Gogth découpé en lanières, telles des barreaux de prison, permettant de visualiser ce marais « libre », et avec en bas le commentaire suivant : « être libre, être frères, aimer, cela ouvre la prison ».

Je n'ai jamais adhéré à aucune obédience religieuse ni à aucune loge maçonnique. Mais cette lithographie restera tout le temps dans mon bureau, malgré 3 déménagements hospitaliers. Elle est toujours fixée au mur, derrière moi. Elle est, non seulement magnifique, mais en plus le plus beau cadeau que m'ait laissé un patient qui, visiblement, avait choisi de lui-même de finir ses jours en Ardèche, se faisant peu d'illusions sur ce que la pharmacopée à venir lui laissait à espérer.

C'est toujours avec beaucoup de soins que j'ai transporté cette lithographie de l'hôpital Chalucet à l'Hôpital Font Pré en 2008, puis à l'hôpital Sainte Musse en 2012, suivants les pérégrinations que nous faisaient suivre nos Directeurs hospitaliers. Aucun ne s'est d'ailleurs interrogé ouvertement de la constance de cette image derrière moi, pas plus que d'une photographie où mon premier assistant de l'époque, Pierre Pellegrino et moi-même discutions avec le Professeur Gallo. De toute façon, les Directeurs hospitaliers ne viennent pas en général dans le bureau des chefs de service – c'est plutôt l'inverse – et ont une méconnaissance historique de la pathologie concernée, méconnaissance voulue car le sujet ne les intéresse pas. Ce ne sont d'ailleurs que les chiffres de recettes qui les interpellent, pour le reste ils sont totalement coupés du monde médical.

Cette lithographie, le jour où je l'ai reçue avec beaucoup d'émotion, je n'avais pas imaginé qu'elle me suivrait plus de 25 ans sans aucune altération. Et je pense que, le jour de ma retraite, elle me suivra à mon domicile en mémoire d'une période où les choses étaient bien moins simples que maintenant, et certains patients plus attachants. Je ne veux pas dire qu'il y a des patients avec lesquels la communication passe moins bien –voire pas du tout-, bien sûr qu'il y en a, mais pas encore à cette époque-là…

Les années de braise

Les résultats des recherches s'accélèrent

En France, il aura fallu 5 ans après la mise à disposition de l'AZT en monothérapie pour que l'Agence Nationale de Recherches sur le SIDA (ANRS) s'intéresse à des combinaisons de bithérapies. En gros, il y avait 4 molécules disponibles à l'époque, agissant toutes par le même mécanisme (l'inhibition de la Transcriptase inverse du VIH) : l'AZT, la ddI, la 3TC et la ddC. Cette dernière fut ultérieurement retirée du marché à cause des neuropathies périphériques qu'elle induisait, c'est-à-dire une atteinte des nerfs des jambes douloureuse, et dont certains patients souffrent encore plus de 20 ans après avoir reçu cette molécule. Mais, à l'époque, c'est tout ce que l'on avait.

L'ANRS fut à l'origine de 2 « protocoles delta » auxquels nous avons participé et qui comparaient une monothérapie par AZT, à une bithérapie par AZT + ddI ou AZT + 3TC ou AZT + ddC. Les résultats furent sans appel : associer 2 molécules ralentissait de 48 pourcent l'évolution vers le SIDA maladie.

La porte était donc ouverte à d'autres associations de molécules qui pourraient être encore plus efficace.

Dire qu'il fallut tant d'années pour comprendre qu'un rétrovirus qui ne demande qu'à muter, a moins de risques de le faire plus on additionne les molécules qui bloquent sa réplication.

Dès 1995, des laboratoires pharmaceutiques comme Roche avaient même initié des protocoles de trithérapie, associant toujours l'AZT et deux de leurs molécules « phares » (quasiment inutilisées aujourd'hui), la ddC et le saquinavir qui ouvrait la voie à une nouvelle classe d'inhibiteurs de réplication du VIH : les inhibiteurs de la Protéase.

Néanmoins, à Toulon, nous restions modestes et, avec les molécules disponibles couramment, nous initiions des trithérapies associant AZT, ddI et 3TC, notamment chez des patients diagnostiqués au stade de primo-infection à VIH. La primo-infection est le stade durant lequel le virus s'installe dans l'organisme. Pour résumer, si vous contractez le VIH par voie sexuelle, il va infecter pendant quelques jours les ganglions régionaux (inguinaux en particulier) puis entraîner une dissémination massive via les lymphocytes $CD4^+$ infectés, de tous les organes, y compris le tissu cérébral. Or, nos patients placés rapidement sous AZT/ddI/3TC gardaient un taux de lymphocytes CD4 $^{+}$ normaux, mais, de surplus – et cela fut vérifié ultérieurement quand les tests furent accessibles – avaient une virémie (ce que l'on appelle communément aujourd'hui comme si cela avait toujours existé, une « charge virale ») indétectable. Car nous étions bien loin des années 1989 quand par des cultures de virus on nous expliquait qu'il y avait une phase initiale très virémique, suivie d'une phase de latence, puis d'une reprise progressive de la virémie. Ces données correspondaient à des résultats de culture du virus, mais quand la PCR (Polymerase Chain Reaction), l'amplification génique, en français fut disponible en routine courante, la vision de la maladie se transforma radicalement. Non seulement il n'y avait pas de phase de latence, mais, de plus, le VIH se répliquait à des taux élevés tout au long de l'infection, quel que soit son stade.

Au printemps 1994 avait lieu le congrès européen sur le SIDA à Milan. J'y découvrit la technique des laboratoires Chiron© qui permettait de mesurer par PCR la quantité de virus réplicatif par millimètre cube de sang. De retour à Toulon, j'envisageais les possibilités d'inclure cette technique avec la chef du laboratoire de virologie, le Docteur Nérina Profizi, et son associée, le Docteur Cécile Poggi formée en biologie moléculaire dans le prestigieux laboratoire du Professeur Henri Fleury à Bordeaux. C'est « Impossible » me fut-il répondu, car nous sommes dotés des automates du laboratoire Roche©, et non de Chiron©, et cela va nécessiter des crédits que nous n'avons pas. Je me suis dit « tant mieux, le laboratoire Roche© a un seul de sensibilité bien plus bas que le laboratoire Chiron© : il peut mesurer jusqu'à 200 copies de VIH réplicatif/mm^3 de sang, alors que Chiron© avait un seuil à 10 000 virus réplicatifs par mm^3 de sang. Quand on ramène cela à 6 litres de sang en moyenne chez un individu, plus le fait que le virus est également présent dans des cellules qui résident dans des organes pleins et ne circulent pas dans le sang, cela faisait qu'un patient infecté par le VIH non traité abritait plusieurs milliards de virus réplicatifs.

Quant aux crédits : à moi d'aller frapper aux bonnes portes !

Nous avions encore, à l'époque, avant la mainmise totale des ARS (Agences Régionales de Santé) de « simples » DDASS (Directions Départementales des Affaires Sanitaires et Sociales) et, en particulier à Toulon, le Docteur Zimmerman en charge de la problématique SIDA était très à l'écoute du corps médical. Une fois le projet expliqué, elle me dit qu'il lui restait sur « l'enveloppe SIDA » environ 300 000 francs et qu'elle voulait bien les consacrer à l'achat de ces réactifs.

En effet, à cette époque il existait ce que l'on appelle des « crédits fléchés » pour améliorer la prise en charge des patients séropositifs dans chaque département.

Ceux-ci disparurent dans les années 2000, alors que Lionel Jospin était premier ministre, sans que cela ne soit explicitement dit au public.

Nérina Profizi et Cécile Poggi ayant gardé congelés les échantillons de mes patients depuis des années, nous nous mimes au travail. Les corrélations étaient claires : plus la charge virale était haute, moins il y avait de lymphocytes CD4 +, et quand nous avions un suivi dans le temps assez long : l'augmentation de la charge virale précédait la baisse du nombre de lymphocytes CD4 +.

Cette année-là, le Professeur Jean Albert Gastaut de Marseille, avait décidé d'organiser pour le 1° décembre (la journée mondiale contre le SIDA), une grande « messe » au Parc Chanot sous l'égide du CISHI (Centre d'Informations et de Soins de l'Immunodéficience Humaine) de Marseille. Orateur invité, j'avais préparé ma présentation sur le thème : « la charge virale du VIH : pierre de rosette du sidénologue ». Je pense que la présentation avait plu, qu'elle était irréfutable, mais que les gens de la Faculté qui n'avaient pas pu encore voir un franc dédié à ce nouveau test étaient quelque peu frustrés, se demandant comment ils allaient pouvoir récupérer des crédits dédiés à la mesure de la charge virale, sans qu'ils soient détournés par leur Direction.

Encore une fois, merci Mesdames les Docteurs Zimmerman, Profizi et Poggi. Il aura fallu un an de plus au Docteur Catherine Tamalet, du laboratoire de virologie de l'hôpital Universitaire de la Timone, pour voir arriver ces crédits.

Aujourd'hui, la mesure de la charge virale plasmatique est un examen de routine.

Depuis, la technique de Roche© qui a conquis tout le marché, a un seuil de détection à 20 copies d'ARN réplicatif par mm^3 de sang. On considère donc qu'une trithérapie est efficace si la charge virale est indétectable, c'est-à-dire inférieure à 20 copies/mm3, seuil le plus bas qui puisse être atteint en routine. Des équipes américaines sont même parvenues à mesurer jusqu'à 1 virus réplicatif/mm^3 de sang et ont montré qu'en terme de définition de succès thérapeutique cela ne changeait rien, les tests allant jusqu'à 20 copies étaient amplement suffisants.

Nous étions, fin 1995, en possession non seulement d'une mesure fiable de la multiplication du virus, mais aussi d'une diversification des molécules antirétrovirales à notre disposition.

Pour associer plusieurs molécules en France, si cela ne figurait pas dans les autorisations de mise sur le marché des produits ou les recommandations nationales, il y avait soit la possibilité d'inclure le patient dans un protocole de recherche clinique, soit de demander une « autorisation exceptionnelle » nommée « ATU » pour Autorisation Temporaire d'Utilisation auprès de l'Agence du Médicament (avec pas mal de paperasserie à remplir). C'est ce que j'ai fait en novembre 1995 pour Christian, qui mourait lentement de son infection à VIH, n'ayant pas la totalité des critères d'inclusion pour participer au protocole des laboratoire Roche© de trithérapie (AZT/ddC /Saquinavir). La lettre de retour de l'Agence du Médicament fut sans appel : « la réponse est non car nous n'avons pas assez de données sur ces trithérapies ». Certes, et cette combinaison n'aurait sans doute pas sauvé Christian qui, au fond de lui, avait choisi de ne plus se battre. Il se sentait tel un « cobaye », bien que je lui explique que nous étions dans un mouvement de progression contre une maladie vis-à-vis de laquelle nos armes n'étaient pas parfaites.

Christian mourut en décembre 1995.

En février 1996 se tenait la Conférence Annuelle sur les Rétrovirus aux Etats Unis (communément appelée « CROI ») durant laquelle la trithérapie était sacralisée comme le « gold standard » du traitement des patients infectés par le VIH.

Les principaux travaux avaient été menés par John Mellors, de l'Université de Pittsburg aus USA, et par David HO, de New York.

Mellors démontrait dans une métaphore impliquant un train lancé à grande vitesse vers un abime, que le niveau de charge virale reflétait la vitesse du train, et que le taux de $CD4^{+}$ restants reflétait la distance qu'il restait à parcourir jusqu'à l'abime. En d'autres termes, plus la charge virale était haute, plus l'évolution vers le SIDA serait rapide ; moins il restait de $CD4^+$ dans le sang, plus l'évolution vers le SIDA serait également rapide. Les patients les plus exposés à une catastrophe imminente étant ceux qui avaient peu de $CD4^+$ circulants et une charge virale très élevée. Les deux paramètres étaient reliés car c'est parce qu'ils étaient restés sans symptômes cliniques malgré une charge virale très élevée, qu'ils avaient atteint ce taux de $CD4^+$ très bas. L'infection à VIH est, en effet, une infection à évolution longtemps asymptomatique, alors que le virus détruit peu à peu le système immunitaire. On considère qu'il faut en moyenne 8 à 10 ans entre le moment où on est infecté par le VIH et l'apparition du SIDA, en l'absence de traitement antiretroviral.

David HO était plus « mathématique » dans ses affirmations : pour lui une trithérapie pouvait bloquer de façon continue la réplication du VIH pendant des années, mais après 3 ans de réplication bloquée la guérison serait obtenue car le virus aurait été éliminé de l'organisme par la mort des cellules qui étaient infectées. David Ho fut même consacré « The man of the year » par la revue Times pour ses données et ses … extrapolations.

Nous avions à Toulon des patients qui avaient été traités précocement, lors de la primo-infection, par une association de 3 antirétroviraux (AZT/ddI/3TC) et avaient une charge virale indétectable depuis plusieurs années. Une fois les fameux 3 ans atteints, dans le cadre d'un autre protocole validé par le comité d'Ethique, nous avions proposé à ces patients d'arrêter leur traitement. La réponse fut sans appel : un rebond de la charge virale plasmatique fut observé dans tous les cas dans les 2 à 3 semaines suivant l'arrêt thérapeutique. Visiblement, le Professeur David Ho avait oublié un paramètre dans son équation mathématique, comme la suite des recherches le prouva.

Sans traitement, il faut 8 à 10 ans pour développer le SIDA après avoir été infecté.

C'est une réalité dont les patients ne sont pas conscients : le VIH est un « lentivirus », il fait ses dégâts lentement. Comme notre organisme a prévu une large réserve de lymphocytes $CD4^+$ pour se défendre, ceux ci sont détruits très progressivement par le VIH et, souvent, peu de signes cliniques, ou l'absence totale de signes, est constatée tant que l'on n'a pas atteint des taux inférieurs à 200 $CD4^+$/mm3. J'ai même vu des patients qui ont survécu avec 10 CD4/mm^3 pendant plusieurs années sans autre inconvénient qu'une candidose (présence de champignons) récurrente au niveau buccal.

C'est pourquoi il peut être difficile de faire réaliser à un patient l'état d'avancement de sa maladie alors qu'il ne la ressent pas bien dans son corps. Mais ces situations, hélas, ne durent pas longtemps. Pendant un certain temps, la moelle osseuse essaye de pallier au nombre de lymphocytes CD4 $^{+}$ détruits chaque jour par l'organisme, mais un phénomène d'épuisement finit par se mettre en place. Par la suite, même avec les antirétroviraux les plus puissants, il sera d'autant plus long d'obtenir une ré-ascension des lymphocytes CD4 $^{+}$ que leur taux à la mise sous traitement était plus bas. La qualité, aussi, de ces lymphocytes CD4 $^{+}$ »reconstitués » sera moins bonne en terme de fonctionnalité que lorsque les traitements sont débutés plus tôt.

Une question fréquente des patients nouvellement dépistés est de savoir quand ils ont été contaminés. A ce sujet, la réponse est toujours décevante car il n'existe aucun test permettant de dater la contamination. On peut, en se basant sur des cohortes de plusieurs milliers de patients suivies depuis le début de la pandémie en Europe et aux USA donner une « estimation grossière » tel l'indique le titre de ce chapitre : il faut 8 à 10 ans de séropositivité souvent peu ou pas symptomatiques pour parvenir au stade SIDA. Mais cela rapporté à l'histoire d'un individu n'a qu'un sens relatif. Il y a des souches de VIH plus agressives que d'autres. Il y a aussi le phénomène de sur-contamination. Il concerne des séropositifs non traités, qui ont des rapports non protégés avec d'autres séropositifs non traités. Même si dans les 2 cas ils sont infectés par le VIH, le taux de mutation élevé du virus fait que ce ne sont pas exactement les mêmes souches. Il a été scientifiquement démontré que cette situation, aboutissant à des partages de souches différentes, accélérait l'évolution vers le SIDA.

Après l'avènement des trithérapies, dont nous allons parler, capables de bloquer complètement la réplication du VIH, d'autres questions plus « pratiques » sont devenues courantes en consultation. Et ce sont des questions pour lesquelles la « réponse de Normand » que le médecin peut faire laissent toujours les patients insatisfaits.

La première question est de savoir si un patient séropositif, avec une charge virale dans le sang indétectable depuis des mois ou des années, peut avoir des rapports non protégés avec son ou sa partenaire qui n'est pas infecté(e). L'étude de la cohorte Suisse conduite par le Professeur Bernard Hirschel n'ayant pas trouvé d'infection transmise dans cette situation a choisi, dès 2008, de communiquer sur le fait que l'usage du préservatif n'était plus impératif d'un point de vue de santé publique. En France, le Conseil National du SIDA a choisi une réponse plus modérée, disant que le risque était extrêmement faible, mais pas nul, ce qui correspond à la réalité biologique. Cette réponse laisse toujours le patient insatisfait mais c'est, à mon avis, la seule qui tienne la route sur le plan médical et juridique. Car il a quand même été démontré que même chez des patients ayant une charge virale indétectable au niveau sanguin, il y avait possibilité par période d'excrétion de virus dans le sperme.

Et cela mène à la seconde question souvent rencontrée lors des consultations de prévention qui concerne la fellation. Globalement, la communauté homosexuelle est peu informée sur le risque de se contaminer par fellation, surtout s'il n'y a pas d'éjaculation. Or, j'ai plusieurs patients en charge depuis des années qui se sont contaminés ainsi. Evidemment, la certitude de ce mode-là de contamination repose sur la fiabilité de l'interrogatoire du patient, mais au fil des années une confiance médecin/patient s'établit et si l'on revient sur les faits initiaux, ils n'ont pas changé.

En fait, lors de l'érection, il y a production de ce que l'on nomme de façon poétique « la liqueur prostatique » qui n'est pas du sperme mais contient du VIH. Une fois en contact avec des micro plaies buccales ou les amygdales palatines qui sont riches en lymphocytes $CD4^{+}$, l'infection peut être initiée.

C'est donc encore une situation pour laquelle le risque zéro n'existant pas en Médecine, la réponse apportée au patient ne lui satisfait pas.

Un service « Cocon »

Cet ouvrage a débuté par la création d'un service et il est vrai qu'il est peu donné à un praticien d'avoir le plaisir de partir de – presque – zéro et monter la structure qu'il a envie de faire vivre. Et pour employer une expression dans le vent, face à ces personnes condamnées, il voulait être un « cocooning ». C'est d'ailleurs pourquoi nous n'avons jamais orienté nos patients en fin de vie vers des unités de soins palliatifs car leur demande était de rester au sein du service qui s'était occupé d'eux depuis le début.

Ces années n'étaient pas des plus faciles, comme relaté, mais il y avait un « esprit de croisade » contre un ennemi commun, le VIH. Nous bénéficions aussi d'une dotation en personnel qui faisait pâlir les autres spécialistes… sauf qu'ils auraient bien voulu les crédits, mais surtout pas les malades. Car le SIDA faisait peur et entraînait avec lui toute un bric-à-brac de jugements de valeur, de lieux communs… qui *in fine* aboutissait à un rejet du patient. Hélas, plus de 30 ans plus tard, les mentalité – même chez les soignants – ont peu évolué, et je rappelle toujours : « il s'agit d'une maladie transmissible, pas contagieuse ». Ce n'est pas la peste, le SARS, la grippe aviaire, que je sache ! He bien non, vous voyez toujours des services où sont hébergés nos patients séropositifs le temps que l'on fasse une place dans notre service, où le grand jeu est toujours de mise : blouse en papier, gants, masque, voire lunettes en plastique…

Mais, dans les années 1992 à 2008 j'étais parvenu à construire un service « cocon ». C'est-à-dire un service dans lequel les patients savaient qu'ils seraient accueillis, comme tout autre patient, écoutés et aidés. Quand nous devions hospitaliser ce patient 1 jour ou 2 dans un autre service, par exemple pour une exploration complémentaire, il revenait souvent traumatisé des mesures d'isolement qui lui avaient été appliquée.

C'était un cocon, des infirmières qui connaissaient parfaitement leurs patients, qu'ils soient hospitalisés ou vus en ambulatoire, des aides soignantes qui avaient du temps à passer pour les écouter, et le praticien hospitalier que je venais de recruter, le Docteur Gilles Hittinger qui « avait fait ses classes » sur Paris et voulait travailler au soleil. Après plus de 20 ans de travail en commun, Gilles est resté le même, tel que je l'avais surnommé à son arrivée : le Saint Bernard. Il me faisait penser à ces chiens de secouristes de montagne qui avaient toujours leur petit tonneau de rhum pour ranimer la victime. Ce n'est qu'une image, évidemment, mais Gilles a toujours essayé d'arranger ses malades, recevoir les retardataires, trouver un créneau pour ceux qui se sont trompés de jour, tenter et retenter d'insister auprès de ceux qui ne prenaient pas leur traitement… Médecin exigeant autant avec lui qu'il l'est avec ses malades.

C'était l'époque aussi où avaient été développés les « réseaux ville hôpital », espérant que certains généralistes de ville s'impliqueraient dans la prise en charge d'une maladie qui allait devenir chronique… Un bilan en mi-teinte.

Les crédits spécifiques pour la prise en charge des personnes infectées par le VIH ont pris fin dans les années 2000. Je suis parvenu jusqu'en 2006, avec l'arrivée d'un nouveau Directeur hospitalier, à garder mon personnel. Puis, peu à peu, 3 infirmières de moins par ci, 1 assistante sociale de moins par-là, la destruction du réseau ville hôpital… furent les conditions pour « optimiser » les ressources.

Arrivée des trithérapies en France

Suite aux données présentées à la CROI de février 1996 à Washington, il devenait évident que le traitement de référence des patients séropositifs devait comporter deux inhibiteurs de la Transcriptase Inverse du virus plus un inhibiteur de la Protéase du VIH. Le Saquinavir, nous l'avons vu précédemment, était déjà en expérimentation mais ses résultats étaient modestes car son absorption digestive n'était que de 4 pourcent, conduisant à des taux sanguins insuffisants. Ce n'est que plus tard que le produit fut amélioré en y associant un « booster » permettant d'accroître ses performances. Donc, suite à la CROI et aux études américaines, c'était deux autres inhibiteurs de la protéase du VIH qui tenaient la vedette : le ritonavir et l'indinavir.

Cela faisait des trithérapies avec de nombreux comprimés ou gélules à absorber : par exemple pour le seul ritonavir, 6 gélules de bonne taille le matin et autant le soir.

La France avait rapidement mis en place au début de l'épidémie de SIDA des structures de référence appelées « CISIH » (Centre d'Information et de Soins de l'Immunodéficience Humaine) qui maillaient le territoire. Notre service à Toulon était rattaché au CISIH de Marseille. Chaque service était doté de techniciennes d'études cliniques (« TEC ») et d'un logiciel dans lequel elles entraient les caractéristiques des patients séropositifs suivis dans le service, avec une remontée régulière des données vers le Ministère de la Santé. Cela permettait, en particulier, de calculer combien de personnes allaient devoir bénéficier d'une avancée thérapeutique, telle la trithérapie, et les budgets nécessaires.

Mais la mise à disposition des inhibiteurs de Protéase aux malades les plus graves dépendait aussi de la possibilité des laboratoires pharmaceutiques d'en produire de grandes quantités en un temps record. Le laboratoire Abbott© qui avait développé le ritonavir semblait le plus avancé pour une production assez rapide.

Les 3 mois qui suivirent la conférence de Washington furent assez tendus car la production ne suivait pas les besoins. Le Ministère de la Santé décida donc d'attribuer en fonction de leur disponibilité, un certain nombre de traitements par ritonavir à chaque CISIH de France au prorata du nombre de malades pris en charge. Cela conduisit à réunir pour chaque CISIH les différents services qui en dépendaient et à définir des règles de distribution.

La réunion du CISIH de Marseille restera toujours dans ma mémoire. Doté d'un nombre fixe de traitements, il fallait définir quels patients allaient les recevoir. On regarderait alors combien chaque service avait en charge de tels patients, et on ferait la répartition. Mais quels critères de gravité retenir ? Le taux de CD4 ⁻ ? Les complications de la maladie ? L'espérance de vie ? Les discussions durèrent au moins 3 heures sans qu'un consensus n'apparaisse. Puis un participant proposa : « alors, réservons ces traitements aux femmes et aux enfants », tel dans un naufrage « les femmes et les enfants d'abord » ! Ce à quoi le Professeur Gastaut fit remarquer qu'on ne savait même pas si les médicaments en question avaient l'autorisation de commercialisation chez les enfants. Bref, après avoir fini par établir une règle de choix dans laquelle figurait l'âge du Capitaine, je repartis à Toulon fier des 5 traitements qui m'avaient été attribués.

Dès le lendemain le dilemme était évident car déjà, sur les 10 patients hospitalisés, tous nécessitaient une trithérapie, sans compter ceux qui n'étaient guère mieux mais chez eux. Le choix se fit sur des critères objectifs (pas le patient qui va décéder dans les jours qui suivent), et subjectifs (plutôt le patient motivé à se battre encore).

Il faut reconnaître que les « choix » furent rapidement recentrés. Nous n'étions informés que des effets « miraculeux » des inhibiteurs de Protéase du VIH sur la réplication virale, pas de leurs effets secondaires. Or dans les 48 heures qui suivirent l'initiation de ces trithérapies chez les 5 patients les plus graves hospitalisés, 4 voulaient déjà arrêter le traitement : vomissements, diarrhées, vertiges étaient leur lot quotidien.

Au mois de juin 1996 la production d'indinavir, l'autre inhibiteur de la Protéase du VIH des laboratoires Merck© permettait une bien meilleure tolérance et un élargissement des prescriptions.

Pour l'instant, en fonction de paramètres de coût et de tolérance, ces trithérapies étaient réservées aux patients ayant moins de 200 $CD4^+/mm^3$ de sang. Ceci restait un dilemme pour les cliniciens comme moi car il était évident que dès l'acquisition du VIH, le virus détruisait des sous populations lymphocytaires, que même avec une charge virale totalement bloquée nous n'arriverions pas à restituer.

Dans les 2 ans qui suivirent l'introduction des inhibiteurs de la Protéase dans les trithérapies, les équipes cliniques en charge des patients, en France et aux USA, purent décrire une baisse extraordinaire de la mortalité par SIDA et des complications satellites de l'infection à VIH.

Deux ans fut aussi le délai nécessaire pour constater que ces trithérapies avaient des effets secondaires, notamment en terme de métabolisme lipidique. C'est à un clinicien Lyonnais, le Docteur Thierry Saint Marc, que l'on doit la description de la lipoatrophie des patients recevant de la d4T et/ou de la ddI. Cette lipoatrophie se traduit par une raréfaction « périphérique » des graisses, notamment de la face (sillions accentués) et des membres (veines et muscles plus visibles du fait de la raréfaction de la graisse). En même temps, le Professeur Andrew Carr d'Australie confirmait les données de Thierry Saint Marc et ajoutait au tableau une forme d'hypo-hypertrophie, plutôt due aux inhibiteurs de la Protéase du VIH, qui associait souvent un ventre globuleux et une accumulation de graisses sous la forme d'une « bosse de bison » au niveau des premières vertèbres dorsales, dans leur segment postérieur. Le problème était que ni le changement, ni l'arrêt des molécules incriminées, n'entraînait une réversion du processus. Nous avions donc des malades avec des membres fins, des veines apparentes, des visages émaciés, un tronc globuleux et une accumulation de graisse au regard des premières vertèbres dorsales ; bref tous les stigmates d'un patient séropositif sous trithérapie pour l'entourage averti !

A partir de 1998, lors de la Conférence Mondiale sur le SIDA qui se tenait à Genève, d'autres « troisièmes agents » que les inhibiteurs de Protéase ont montré une efficacité identique, tel l'efavirenz. Le problème de l'efavirenz était qu'il fallait arriver à surmonter les premières semaines de son initiation (cauchemars, vertiges) et après tout allait bien. Quand en 2007 les laboratoires Giléad© produisant le Truvada© (une association de ténofovir et de FTC) et Bristol-Myers-Squibb© (pour Dupont-Pharma© puis Bristol-Myers-Squibb©) conclurent un accord pour mettre ces 3 molécules dans un même comprimé, la première trithérapie en 1 seul comprimé par jour était née : adieu – ou presque – aux combinaisons à 15-25 capsules ou comprimés par jour.

Une histoire atypique, pour un clinicien vis-à-vis de « l'empire » de l'industrie pharmaceutique est celle des laboratoires Roche©, qui mérite d'être relatée. Nous avons vu précédemment que Roche© – section pharmaceutique – s'était investi dans les premiers inhibiteurs de la Transcriptase Inverse du VIH avec la ddC, ou Hivid©, qui malheureusement causait des atteintes des nerfs des membres inférieurs, irréversibles, chez les patients à un stade de SIDA avancé. Le produit fut donc retiré du marché. Roche© apporta ensuite le premier inhibiteur de la Protéase du VIH, le saquinavir, dont l'efficacité était très limitée par son manque d'absorption digestive. En 1998, voulant améliorer l'efficacité du saquinavir, Roche© mit sur le marché la forme Fortovase©, qui fut rapidement un flop tant la taille des gélules à avaler était astronomique ! Mais, 1998, deux ans après la généralisation des inhibiteurs de Protéase du VIH comme « troisième » agent de la trithérapie, commençait à voir l'émergence de souches virales résistantes à ces inhibiteurs de Protéase. C'était surtout le cas de patients qui avaient reçu longtemps des bithérapies d'inhibiteurs de la Transcriptase Inverse du VIH, auxquelles ils étaient devenus partiellement résistants, et auxquels on avait rajouté un inhibiteur de la Protéase du VIH, qui agissait en quasi monothérapie.

Les laboratoires Roche©, cherchant d'autres cibles d'attaque du VIH, avaient développé le « T-20 » ou Fuzéon©, un inhibiteur de fusion du VIH. Pour simplifier c'était une cible nouvelle et un produit d'une classe nouvelle qui empêchait la fixation du VIH sur le récepteur CD4 + des cellules qu'il allait infecter. C'était, à l'époque, l'ultime recours des patients dits en « impasse thérapeutique », c'est-à-dire dont le VIH résistait aux médicaments en cours, d'où une élévation de la charge virale, une baisse des CD4 + et une évolution clinique. Nous étions dans les années 2000 et il y avait bon nombre de patients dans cette situation. La communauté scientifique et les associations de malades manifestaient pour un accès plus élargi aux protocoles d'expérimentation, et à un accès hors protocole dans le cadre des ATU.

Les laboratoires Roche© misaient beaucoup sur ce produit, malgré ses difficultés d'administration : une injection sous cutanée matin et soir, avec au moins 20 minutes de préparation pour l'infirmière pour diluer le produit, le laisser reposer, l'homogénéiser. Mais c'est vrai que les résultats étaient « magiques » : même chez des patients résistants aux autres classes de molécules, sous T-20 la charge virale devenait très vite indétectable.

Devant la demande générale, médicale et associative, Roche© construisit à Boulder dans le Colorado aux USA, une usine uniquement consacrée à la production du T-20.

C'était sans compter sur les autres industriels qui travaillaient en même temps à améliorer leurs molécules ou en découvrir d'autres.

Dès l'an 2000, les laboratoires Abbott© publiaient des données sur un nouvel inhibiteur de la Protéase du VIH, le lopinavir, associé à de petites doses de ritonavir, qui fut finalement commercialisé sous le nom de Kaletra©... et ce fut une révolution. Car même les malades qui avaient sélectionné des résistances aux autres antirétroviraux obtenaient une charge virale indétectable, parfois même avec le Kaletra© en monothérapie ! En fait, le produit avait ce que l'on appelle « un haut degré à la résistance », c'est-à-dire qu'il fallait beaucoup de mutations du virus pour y résister.

Dommage pour Roche© et son usine de Boulder : la leçon économique fut reçue 5 sur 5 et jamais depuis lors, Roche© branche pharmacie, ne s'est intéressée au VIH.

Par contre, l'arrivée du Kaletra© sur le marché aura été une véritable révolution car nombre de mes patients ne seraient plus en vie à ce jour si ce médicament n'avait pas été disponible pour eux.

Les réservoirs du VIH

Il faudra attendre novembre 1997 pour comprendre ce qu'il se passait réellement. Certes la « trithérapie » bloquait la réplication du VIH dans le sang, mais le virus persistait non seulement intégré dans les chromosomes humains des cellules CD4 $^{+}$ (tel un cheval de Troie), mais continuait à se répliquer à bas bruit dans les organes lymphoïdes, comme le tissu lymphoïde associé au tractus digestif et aux ganglions lymphatiques, qui concentrent à eux seuls 96 % des cellules CD4 $^{+}$.

L'existence de ces réservoirs du virus qui n'attendent qu'à se réveiller une fois la trithérapie « suspensive » stoppée ont bien été caractérisés par le Professeur Robert Siliciano de l'hôpital John Hopkins à Baltimore.

Donc, non seulement la trithérapie n'est que suspensive, mais le virus repart dans sa réplication dès qu'elle est arrêtée ou prise de façon fantaisiste.

Nous n'étions pas aidés à l'époque en France pour mettre en place des protocoles de recherche clinique sur les réservoirs profonds, notamment les ganglions lymphatiques, des patients. L'ANRS était frileuse, mais les comités d'Ethique régionaux l'étaient moins, ce qui nous a permis de réaliser quelques études intéressantes. En particulier, après que David Ho ait publié dans Science qu'en 3 ans de virémie indétectable le virus avait disparu, nous mimes en place un protocole difficile pour les patients, mais leur adhésion était volontaire, où après l'obtention d'une charge virale indétectable dans le sang nous mesurions la charge virale dans les ganglions lymphatiques en pratiquant sur 3 semaines des biopsies chirurgicales de ganglions lymphatiques superficiels 2 fois par semaine, le mardi et le vendredi. Et les résultats étaient complètement différents par rapport au sang puisqu'au lieu d'observer une décroissance de la charge virale plasmatique avec une demi-vie de quelques heures, nous observions une décroissance dans les ganglions avec une demi-vie moyenne de 2 semaines. Cela indiquait l'existence de populations cellulaires à plus longue durée de vie à ce niveau, que dans le sang. Nous avions 8 malades, bien documentés, avec des courbes de charge virale bien modélisées, mais notre publication dans Science fut rejetée… au profit de celle de David Ho qui avait 6 malades complètement explorés et commençait à admettre qu'un délai annoncé de 3 ans pour l'éradication du virus était peut-être sous-estimé…

Je n'ai jamais eu aucun regret – si, un peu, car pour arriver aux mêmes conclusions que lui je n'avais pas les mêmes moyens – vis-à-vis de David Ho qui participa au congrès ISHEID de Toulon en 1996, et s'avéra un boute en train extraordinaire, surtout au repas du soir arrosé par un bon vin de Bandol, qui lui permit de se laisser aller à des plaisanteries gentilles sur la relation

Clinton – Lewinsky, qui lui permettait enfin de sortir de ses virus et de ses équations mathématiques.

L'idée germait donc dans la communauté scientifique (et elle persiste) de « purger » ces réservoirs du VIH. Pour cela, il semblait nécessaire d'avoir une association d'anti-rétroviraux puissante, pour que le VIH « réveillé » de ses réservoirs latents, n'infecte pas d'autres cellules saines. C'est pourquoi, en fonction des molécules disponibles nous avions choisi une association d'AZT, ddI, 3TC, Saquinavir et ritonavir à dose anti-virale (600 mg matin et soir), combinée à des cures d'Interleukine-2, un immunostimulant sensé activer le VIH dormant dans les lymphocytes CD4 +, et intercalées avec des cures d'Interféron-gamma, censé activer le virus dormant dans les macrophages et les monocytes, d'autres cellules immunitaires ayant une durée de vie plus longue. J'ai souscrit l'assurance pour ce protocole, ai eu l'accord du Comité de Protection des Personnes qui se prêtent à la recherche clinique de Marseille, et l'ai déclaré à l'Agence du Médicament. Quelques semaines plus tard, je recevais un coup de fil d'une personne se réclamant de l'Agence du Médicament me disant qu'ils donnaient un avis négatif à la tenue du protocole, car nous étions sur des recommandations de trithérapie, et non de quintathérapie, sans cytokines. J'essayais de lui expliquer que le but d'un protocole était d'aller au-delà de ce qui est établi, sans succès. Je concluais donc en disant que j'attendais son courrier « d'interdiction ». Deux mois plus tard, n'ayant rien reçu, j'initiais le protocole qui fut, malheureusement un échec en terme d'éradication du VIH de ses réservoirs… après l'arrêt des thérapeutiques, la résurgence de la réplication virale du VIH dans le plasma était inéluctable.

En 2017, nous en sommes toujours là.

Et c'est en 2002 devant les données qui s'accumulaient sur les réservoirs du VIH que j'ai ressenti la nécessité d'organiser un autre congrès, un atelier de travail (un « workshop » comme disent les américains) sur ce thème des réservoirs et de l'éradication.

La nécessité d'une nouvelle manifestation scientifique

Après la description par Robert Siliciano et Tae-Wook Chun du NIH des réservoirs du VIH, se posait la question des stratégies à mettre en œuvre pour leur élimination.

C'était réellement la problématique des années 2000 sans quoi les patients allaient prendre une trithérapie à vie, avec des toxicités cumulatives potentielles.

Pendant plusieurs années j'avais participé au « Workshop sur la résistance du VIH aux antirétroviraux » qui se tenait un an aux USA et un an en Europe.

Nous étions dans les années 1994-1995 quand, pour des patients ayant développé des résistances aux bithérapies, nous n'avions comme option que de rajouter un inhibiteur de Protéase pour construire une trithérapie dont l'efficacité n'était pas complète. En effet les 2 inhibiteurs de la Transcriptase Inverse avaient induit des résistances et leur efficacité pour bloquer le virus était nulle ou partielle. L'attrait de ce type d'atelier de travail (workshop) était de réunir des scientifiques qui travaillaient réellement sur le sujet, et de confronter les expériences. C'était une réunion, sur 3 jours, très productive. Néanmoins au fil des années, l'arrivée de plus en plus de molécules actives sur les VIH résistants fit que cette manifestation perdit l'attrait qu'elle avait au départ.

Alors en vacances avec ma compagne – cela m'arrive – en Guadeloupe en 2002, me vint l'idée suivante : « il manque un workshop sur les réservoirs et l'éradication du VIH ». Aidé par l'agence, Overcome, qui organisait déjà le congrès ISHEID, la première édition eut lieu en 2003 sur l'île de Saint Martin. Pourquoi Saint Martin ? C'était encore en France (pour la moitié de l'île), accessible des USA par un aéroport international, et un magnifique hôtel Méridien© était doté d'une salle de réunion pouvant accueillir une centaine de participants. C'est le nombre que nous fûmes pour cette première édition, bataillant entre les coupures de courant, de sonorisation et les pluies tropicales qui tombaient juste au moment de la pause-café ou du dîner. Car l'avantage de la localisation de l'hôtel, dans l'anse Marcel, faisait qu'aucun participant ne pouvait s'en « échapper ». C'était d'ailleurs le principe, vivre ensemble du petit déjeuner au dîner dans une sorte de « bulle » paradisiaque. Et les « grandes pointures » du VIH étaient là, notamment le Professeur Robert Gallo, Tae-Wook Chun, Mario Stevenson, David Margolis... Le Professeur Françoise Barré-Sinoussi, prix Nobel pour la découverte du VIH a d'ailleurs participé à deux éditions.

Plusieurs éditions eurent lieu à Saint Martin : 2005, 2007, 2009, 2011. Dès 2009 il devenait difficile sur le plan juridique pour les institutions de recherche comme le NIH et l'ANRS, ou les départements de recherche des laboratoires pharmaceutiques, de participer financièrement à la tenue d'une telle manifestation, malgré son intérêt scientifique reconnu par tous, sur une île aux couleurs de vacance sans la moindre université. C'est pourquoi j'ai pris la décision avec Mario Stevenson, membre du Comité d'Organisation et chercheur à l'Université de Miami, de relocaliser le workshop à Miami, où il se tient depuis 2013 tous les 2 ans en décembre. En 2015 nous avions dépassé les 250 participants, avec une majorité d'américains mais aussi des européens et des australiens. Cette manifestation est devenue le rendez-vous de référence des chercheurs travaillant sur la persistance du VIH sous traitement avec des présentations très fondamentales mais aussi les premiers essais cliniques de vaccins thérapeutiques, de manipulations génétiques, ou de « purge » des réservoirs avec des molécules stimulant les virus qui résident à l'état non réplicatif dans le génome des patients.

Le Professeur Robert Gallo

Ma première rencontre avec le Professeur Robert Gallo eut lieu, on l'a vu, en 1995 lors d'une des premières « Réunions Méditerranéennes de Sidénologie » à Toulon. C'est là que j'ai appris que les plus grands chercheurs étaient souvent les plus abordables et les plus sympathiques. Robert Gallo est maître dans l'art oratoire, sachant captiver un auditoire pendant une heure et terminer sur quelques données préliminaires récentes issues de son institut de recherche.

Car Robert Gallo qui travaillait au départ à l'institut national du cancer dans le cadre du NIH à Bethesda, fonda son propre institut en 1996 à Baltimore dans le Maryland : l'Institut de Rétrovirologie Humaine. Dès 1997 il m'invitait à assister, puis à intervenir, lors du congrès annuel de son Institut qui avait lieu à l'automne. Sur le plan universitaire, l'Institut est rattaché à l'Université du Maryland.

Baltimore est une ville que j'ai appris à apprécier au fil des années. Il faut dire que lors de ma première venue en 1997, le chauffeur de taxi qui m'amenait de l'aéroport à l'hôtel situé sur le port m'avait prévenu : tout le périmètre autour du port est sécurisé, mais ne vous aventurez pas en dehors ! Ville pauvre, à majorité noire, avec un trafic de drogue important, Baltimore était, en effet, pleine de contrastes. Toute la façade qui longeait le port semblait artificielle, comme si on était à Disney Land, mais 2 rues derrière ce n'était que sex-shops, SDF et drogués en train de « cuver » sur le trottoir. Au fil des années, l'aspect et l'attrait de la ville s'est nettement amélioré, sans doute en repoussant plus loin la pauvreté…

Car une des choses qui frappent quand on va aux USA, c'est que dans la rue déambulent non seulement des SDF mais un bon nombre de malades psychiatriques qui ne sont pas pris en charge par le système de santé qui est réservé à ceux capables de payer. C'est pourquoi vous verrez à Baltimore, à San Francisco, à Seattle ou ailleurs, des individus délirants, non agressifs certes, vous apostropher dans la rue. En France, ces personnes sont traitées contre leurs troubles. Aux USA, je doute que cela s'améliore avec l'arrivée de Trump !

C'est en 2010 que Bob Gallo me proposa de devenir « Professeur attaché à l'Institut de Virologie Humaine ». Le job consistait à venir de temps en temps animer des réunions ou des cours à l'Institut, pour les étudiants.

Au-delà de l'honneur qu'il me faisait, ne pouvant refuser une telle offre, cela m'ouvrait les portes du temple. Ma première visite à l'Institut de Virologie Humaine m'a impressionné comme si j'entrais dans le bureau ovale de la Maison Blanche. Au rez-de chaussée se trouvaient les « modèles animaux » qui servent de base expérimentale. Il s'agit soit de singes que l'on infecte par le SIV, un ancêtre du VIH, soit de souris humanisées, c'est-à-dire de souris auxquelles on a greffé un système immunitaire humain, et qui de fait peuvent être infectées par le VIH. La visite des étages supérieurs fut pour moi l'équivalent d'un voyage au pays des merveilles : un étage entier était consacré à l'étude des virus, un autre à l'étude de la biologie des cellules, un autre à des modèles expérimentaux visant à tester l'action de nouveaux médicaments… Et la visite finissait par le bureau du Professeur Gallo, qui valait bien ce que je m'imaginais du bureau ovale à la Maison Blanche.

J'ai tenu ce rôle de Professeur associé pendant 3 ans. Ce n'était pas évident car j'avais mon service à gérer à Toulon, la fatigue des déplacements et du décalage horaire. Puis après avoir subi une triple fracture de la cheville droite lors d'un bête accident, comme c'est toujours le cas, j'ai fait le choix de suspendre cette activité intellectuelle qui pourtant m'aidait bien à compenser la morosité ambiante des hôpitaux publics français, nous y reviendrons.

Le Marginal

Après avoir organisé plusieurs manifestations internationales au Palais des Congrès de Toulon, puis au Parc Chanot de Marseille ; ainsi que les ateliers de travail sur les réservoirs du VIH à Saint Martin, puis Miami, j'étais regardé comme un clinicien atypique.

Non seulement « il » était en province, dans un hôpital général et non universitaire, mais en plus « il » se débrouillait pour mener à bien ses projets de recherche et ses 2 manifestations internationales.

Tout cela me paraissait normal pour un clinicien « en croisade » contre une pandémie. Mais les « codes » parisiens n'étaient pas les mêmes. D'abord, il était évident qu'obtenir la réponse d'une « star » parisienne était beaucoup plus difficile qu'obtenir celle d'une star américaine. A la fin des années 1990, le Professeur Jean-Paul Lévy était le Directeur de l'ANRS. Après deux courriers d'invitation pour venir intervenir au congrès de Toulon, il finit par me répondre que « mon premier courrier s'était perdu dans les piles de choses en attente et que son emploi du temps ne le permettait pas. ». Cela contrastait durement avec les invitations adressées aux chercheurs américains qui répondaient rapidement « oui, c'est possible, je viendrai » ou « non, je regrette de ne pas être disponible, mais c'est partie remise ».

J'étais donc, là, organisateur de 2 congrès internationaux, avec des préprogrammes qui se complétaient rapidement grâce aux chercheurs américains et canadiens, et dont l'intelligencia Parisienne se trouvait marginale car ayant répondu « présent » ou « absent » au dernier moment. Cela ne me causait pas de problème, mais à eux certainement. D'abord que cherche ce non universitaire au travers de ses 2 manifestations scientifiques ? Comment parvient-il à subventionner lesdites manifestations ?

Il faut reconnaître que, lorsque leurs arrangements ne me convenaient pas, ils n'étaient pas toujours habitués à une fin de non-recevoir de quelqu'un qui ne leur devait rien.

C'est ainsi qu'à partir des années 2000 renaissait une manifestation d'excellente qualité, appelée « les Journées Nationales d'Infectiologie ». ou JNI Or ces journées, qui avaient existé auparavant et s'étaient arrêté depuis 10 ans, se plaçaient sur la seconde semaine de juin, celle de l'ISHEID. Parmi les organisateurs, les moins malins appelèrent à un boycott de l'ISHEID, les plus imaginatifs me proposèrent soit un poste d'interne en plus dans le service, sous condition que l'ISHEID s'arrête, ou une fusion entre les deux manifestations, me laissant libre du programme de la journée consacrée au VIH. Mais ce que ces collègues n'avaient pas saisi, c'est que j'organisais l'ISHEID pour mon plaisir ; et j'ai toujours dit que j'avais mon poste de praticien hospitalier à l'hôpital de Toulon, que rien ne m'obligeait à mener cette manifestation, et que le jour où cela m'entraînerait plus de désagréments que de plaisir, libre à moi d'arrêter.

C'est lors d'un des derniers « workshops » sur la persistance du VIH sous traitement, que le Professeur Christine Rouzioux, Virologue à l'hôpital Necker et co-auteur de la publication sur la découverte du VIH me fit part de ce surnom. « Sais-tu comment on t'appelle, dans les milieux parisiens ? » me dit-elle ? « Non, dois-je avouer ». Et elle poursuivit : « Le Marginal » car tu arrives à monter des protocoles expérimentaux et des manifestations scientifiques que les autres ne font pas, alors qu'ils ont accès à bien plus de moyens.

Je voyais bien dans sa confidence qu'il y avait deux interprétations possibles (et cela n'engage que moi) : soit tu es respecté, soit tu subiras une guerre sans merci pour que tu n'existes plus.

En ce qui me concerne, le terme de « Marginal » m'avait amusé, me rappelant un film avec Jean-Paul Belmondo du milieu des années 80, et je m'étais dit que ce statut n'était pas si mauvais que cela. Il permettait de garder sa liberté d'expression. Et dans l'histoire du VIH que j'avais pu vivre jusque-là, ce n'était pas l'intelligentsia parisienne qui avait fait preuve de ses caractéristiques visionnaires vis-à-vis des études et protocoles à mener.

Quant aux moyens à ma disposition, issus de dons de l'industrie pharmaceutique, ils n'avaient bien évidemment rien à voir avec ce dont les équipes parisiennes pouvaient disposer pour mener à bien un protocole de recherche clinique ou mettre en place une manifestation scientifique. Sauf que moi, le coupais les coûts en m'investissant entièrement dans mes projets et en y consacrant beaucoup de temps pris sur mes soirées et mes week-ends. Par exemple, au début du congrès VIH de Toulon, j'en dessinais moi-même le logo et je construisais moi-même le site internet. Au bout de plusieurs années, avec la réussite de ces projets, l'aide financière fut plus facile à obtenir ce qui me permit d'utiliser les services d'une agence spécialisée dans l'organisation des congrès. Mais j'ai toujours gardé le principe selon lequel, si le congrès était bénéficiaire, ces bénéfices étaient reversés au congrès suivant, pour faire encore mieux, sans chercher le moindre enrichissement personnel. C'était pareil pour les protocoles de recherche clinique que je menais dans le service. Je faisais réaliser les analyses statistiques par un prestataire si j'en avais les moyens, sinon je les réalisais moi-même. Quand la publication dans un congrès des résultats d'un de ces protocoles était retenue en oral, je faisais appel au début à Laura, professeur d'anglais, qui venait me faire répéter dans mon bureau. Par la suite j'ai appris à m'y préparer seul et à rendre mes présentations plus dynamiques, qu'elles soient en anglais ou en français, après avoir lu quelques livres sur la communication orale scientifique.

Ce qualificatif de marginal qui m'était appliqué allait aussi dans le sens que cela était vécu comme atypique car je suis un médecin de province exerçant dans une ville non universitaire. Mais je pense que si j'étais resté à Marseille, j'aurais peut-être eu le titre de Professeur à la Faculté, mais ne serais pas arrivé à faire 10 pourcent de ce que j'ai fait à Toulon à cause des guerres intestines qui se jouaient entre les différentes équipes qui prenaient en charge des patients infectés par le VIH.

Après, il faut reconnaître que Paris avait et a toujours ses propres « marginaux ». Deux personnalités m'ont marqué dans ce sens. Ma première rencontre avec eux eut lieu lors d'un des congrès de Toulon, suite à une invitation qu'ils avaient honorée. Le premier fut un hématologiste, le Professeur Jean-Marie Andrieu, qui mit au point une technique de mesure de la charge virale avant tous les industriels, et travaille maintenant sur la recherche d'un vaccin. Le second fut le Professeur Jacques Leibowitch. Suspectant dès la fin 1982 la responsabilité d'un rétrovirus comme responsable du SIDA, il se rapproche de Robert Gallo après avoir été éconduit par les équipes de recherche françaises. Il aura été aussi le premier initiateur des trithérapies en France, capable de présenter des données, obtenues en dehors des instances officielles de recherche françaises, lors du fameux congrès de Washington en février 1996 durant lequel les américains sonnaient l'avènement des trithérapies. Depuis, Jacques Leibowitch s'est reconverti dans une approche d'allègement thérapeutique, prônant des trithérapies 4 jours sur 7, dans le cadre de son projet « ICCARRE ». Il est même parvenu à convaincre l'ANRS de mener un essai appelé « 4 D » pour « 4 days on therapy », qui semble confirmer cette approche. Je reste néanmoins prudent car selon les molécules utilisées cela pourrait conduire à long terme à la sélection de mutants résistants, mais je suis aussi conscient, pour suivre en consultation des milliers de malades que beaucoup le faisaient déjà avant le projet du Professeur Leibowitch, arrêtant au moins le temps d'un week end leur trithérapie. Il est vrai que quand un patient a une charge virale indétectable sous traitement depuis des années, s'il stoppe son traitement en totalité, la charge virale plasmatique ne rebondit qu'au bout de 2 à 3 semaines.

A nouveau devant la justice

Bon, cette fois il faut reconnaître que je l'avais un peu cherché.

En 1995 arrive à l'hôpital de Toulon un nouveau Directeur Général, Bernard Bonnici. D'emblée je suis agréablement surpris par son degré d'écoute, sa venue sur le terrain, c'est-à-dire dans les services hospitaliers, pour rencontrer les équipes. Il participait même aux dîners organisés à l'occasion de mon congrès de Toulon, émerveillé de se retrouver à une table entre David Ho et Robert Gallo.

Nous avons donc rapidement sympathisé et je ne l'ai jamais regretté. Le service était alors situé à l'hôpital Chalucet (ex Hôtel Dieu) mais nous entrions dans une époque de gestion hospitalière où, à la différence des années précédentes, il fallait restreindre les sites et concentrer les forces sur un hôpital principal, en l'occurrence l'hôpital Font Pré à l'Est de la ville. Il datait des années 1962 et était assez glauque, alors que notre service d'infectiologie à l'hôpital Chalucet avait été refait à neuf en 1992 pour son ouverture. Peu à peu la logique économique s'imposa et l'hôpital Chalucet vit fermer son laboratoire, son service de fibroscopies, puis son service de radiologie. En gros, pour avoir une radiographie des poumons en urgence il fallait déplacer le patient en ambulance sur le site de Font Pré. Outre le coût engendré en transports inter hospitaliers, cela aboutissait à ce que, lorsque nous passions la visite le matin, la plupart des malades n'étaient pas dans leur chambre : l'un était parti pour une fibroscopie, un autre pour un scanner, un autre pour une IRM, un autre pour une scintigraphie… bref, nous avions un bon 3 étoiles en termes d'hébergement, mais plus de plateau technique.

L'hôpital Font Pré était vieillot mais concentrait tout le plateau technique. J'ai donc pris rendez-vous avec le Directeur pour lui exposer mon désir d'être transféré sur Font Pré à la place d'un service de psychiatrie qui, lui, pouvait venir sur l'hôpital Chalucet car il n'avait pas recours quotidiennement au plateau technique. Nous étions dans les années 2000. Le Directeur me répondit qu'il comprenait ma demande mais que les psychiatres étaient contre, donc qu'il faudrait attendre l'ouverture du nouvel hôpital « Sainte Musse » vers 2005, dont les travaux n'avaient d'ailleurs pas débuté.

L'hôpital Chalucet était laissé à l'abandon et le Directeur ne venait plus rencontrer les équipes. Nous avions des patients immunodéprimés dans les chambres et sur la corniche de leur fenêtre s'accumulaient des tas de fientes de mouettes, voire parfois des mouettes mortes, dont les « services intérieurs » nous disaient que ce n'était pas leur rôle de s'en occuper. Sur le parking de l'hôpital il y avait une vieille voiture abandonnée (par un malade décédé ou un confrère qui s'en était payé une neuve) qui, à l'automne, avec les nuées d'étourneaux qui passaient, était là, couverte de fientes d'oiseaux, dont on sait qu'elles sont riches en Mycobactéries atypiques, vis-à-vis desquelles sont sensibles les patients immunodéprimés. Mycobacterium avium, par exemple, est un cousin de la tuberculose qui donne des infections graves chez les patients séropositifs ; et l'espèce avium n'avait pas été nommée ainsi pour rien : toutes nos fientes de mouettes, pigeons et étourneaux pouvaient en contenir.

J'allais voir Bernard Bonnici plusieurs fois dans son bureau à l'hôpital Font Pré pour lui expliquer ma problématique, mais il semblait de plus en plus loin de tout cela, ayant sans doute d'autres soucis qui passaient avant. Je l'apostrophais même en CME (Commission Médicale d'Etablissement, qui réunissait des représentants de toutes les catégories professionnelles de l'hôpital) sur l'état de la chambre de garde (car pour assurer une présence médicale nocturne nous avions des gardes dans cet hôpital délaissé) qui était crasseuse, avec une douche dont les moisissures avaient eu raison. « C'est cela que vous voulez, me répondit-il, un internat rénové ? He bien vous l'aurez sous peu ! ». Engagement pris devant au moins 50 personnes. Alors, 3 mois plus tard, alors que rien ne s'était passé, j'ai eu l'idée de créer un site internet participatif pour que l'ensemble des employés de l'hôpital puisse s'exprimer. J'en assurais la modération pour garantir qu'aucune forme de diffamation n'apparaisse. A l'époque, nous avions chaque mois avec notre feuille de paye une revue de 4 à 6 pages de propagande sur l'hôpital gérée par la société de communication qui lui était attachée depuis des années. Ce fascicule, qui existe toujours mais en édition interne, se nommait « Synergies ». C'est pourquoi mon site internet se nomma « Synerg.hic : le hoquet collectif ». Il ne fallait pas que son contenu soit accessible à tout public, car cela se voulait une sorte de blog interne et non une diffamation publique. J'ai donc installé une page d'inscription sur laquelle l'agent hospitalier inscrivait son matricule, choisissait un mot de passe, disait dans quel service il travaillait et cochait une case comme quoi ces informations étaient exactes. C'était un peu bidon, car je n'avais aucun moyen de vérifier que le matricule entré correspondait réellement à un employé de l'hôpital, mais l'artifice fonctionna puisque sur environ 3500 agents, toutes professions confondues, 150 personnes se sont inscrites. Par contre, à part 3 inscrits, c'était moi qui postait les articles, les confrères étant assez réticents à s'engager. On me disait dans les couloirs « super ton animation « Fachi Facho », qui reprenait une série pour enfants dont la musique était « Chapi Chapo » mais pas grand-chose ne venait en terme de participation. J'ai donc mis en ligne les images des mouettes mortes sur le rebord des fenêtres des malades, la voiture crépie de fientes d'étourneaux, la chambre de garde qui se fissurait…

Je pensais que le Directeur me convoquerait dans son bureau pour me dire « Docteur Lafeuillade, arrêtez vos blagues de carabin s'il vous plait ! », et j'aurais fermé mon site.

Au contraire, j'ai vu arriver dans le service un huissier pour me remettre 2 convocations devant le Tribunal de Grande Instance de Toulon, une en comparution immédiate et l'autre en diffamation. J'avais justement bien fait attention afin qu'aucune remarque postée sur mon site ne puisse être considérée comme de la diffamation. J'ai donc choisi l'un des meilleurs avocats de Toulon pour me défendre, tandis que l'hôpital faisait appel au cabinet d'avocats parisien de sa compagnie d'assurance.

Il était important pour moi d'être présent, avec mon avocat, à ces auditions, sans doute pour qu'ils voient qu'ils avaient en face un individu « normal », en costume et avec cravate.

La comparution immédiate fut pour moi une découverte. La séance était publique, on ne savait pas trop quand on allait passer, entre le pervers qui avait fait des attouchements dans la rue à une inconnue et celui qui récidivait en terme de vol à la tire sur des étalages de commerçants. Les familles étaient là aussi, réagissant en bien ou en mal aux remarques du Juge. Quelle comédie humaine, et quel travail à la chaîne était la justice française ! Pour moi, cela se solda par un non-lieu. Deux mois plus tard, je revenais pour l'accusation de diffamation. Cette fois le dossier accusateur, venant de l'hôpital, avait été travaillé, si l'on peut dire, avec sa société de communication. Outre les dommages et intérêts demandés en argent, l'accusation demandait la restitution du fichier des 3500 agents de l'hôpital que j'avais détournés tel un « hacker ». Là, j'étais mal, car comme relaté plus haut j'étais capable de créer un site internet avec une base de données qui enregistre les personnes qui s'inscrivent, mais pas plus. Or, pour la boite de communication employée par l'hôpital il était clair que si je demandais le matricule et UN mot de passe des utilisateurs, c'est que j'avais hacké la base et était même capable d'avoir accès aux courriels de ces personnes.

Heureusement, le juge qui traita l'affaire sut faire la part des choses et conclut non seulement qu'il n'y avait pas de base de donnée à restituer, mais qu'en plus les textes postés sur le site relevaient au plus de la critique, jamais de la diffamation.

L'hôpital néanmoins fit appel de ce jugement. Qui dit appel dit nouvelle parution, cette fois à Aix en Provence, avec la nécessité de prendre sur place un avoué, sorte de boite à lettres juridique, puisque mon avocat était inscrit au Barreau de Toulon et non d'Aix en Provence. Cette séquence restera à toujours gravée dans ma mémoire. Dans une salle guère plus grande que ma cuisine se tassait un nombre n'important de personnes, pour des faits totalement disparates, et derrière un bureau couvert de piles de dossiers apparaissait une Juge d'un âge certain avec des demi-lunettes au milieu du nez. Et elle appelait : « affaire A contre B », « ils ne sont pas là, tant pis », « affaire X contre Y », « ah vous êtes là. Bon, rendu du verdict au 12 juillet », puis vint « Affaire

Lafeuillade contre Centre Hospitalier de Toulon », « ah, vous êtes là : rendu du verdict au 13 juillet » … Et voilà, tout avait été dit. Le verdict fut exactement le même que celui rendu à Toulon auparavant, au mot près.

J'ai regretté de n'avoir jamais pu parler avec Bernard Bonnici de cette mascarade, mais il avait sans doute d'autres soucis. Un autre Directeur lui succéda en 2006.

En avril 2012 alors que nous étions installés depuis un mois dans le nouvel hôpital de « Sainte Musse », je décidais de fêter, comme je l'avais fait en 2002 à Font Pré, les 20 ans d'existence du service. Je l'ai invité, car la Direction qui lui succéda ne l'avait pas prévu, et il fut là. Et j'ai retrouvé Monsieur Bernard Bonnici tel que je l'avais connu entre 1995 et 2000, appréciant que je lui fasse visiter le service et curieux comme il l'était au début des attentes et des recherches du corps médical.

La gouvernance de l'hôpital public

Quand on parle de gouvernance, il s'agit en gros de déterminer qui décide et comment la structure est financée.

J'aurai au moins assisté à 4 types de gouvernance. Dans les années 1980 la « caste » (excusez-moi de la répétition mais j'aime bien les qualifier ainsi) des Directeurs d'hôpitaux se plaignait que tout le pouvoir décisionnel était dévolu au corps médical et qu'ils n'avaient qu'un rôle mineur de gestionnaires. Franchement, ces grands patrons qui faisaient frémir la Direction, je ne les ai jamais vus, peut être existaient ils une ou deux décennies avant mais ce n'était plus qu'un spectre. Par contre, l'hôpital était soumis à un budget global qui était calculé selon son nombre de lits et son activité. Ce qui amenait en général le Directeur à vouloir rencontrer la communauté médicale vers le mois de novembre pour lui expliquer que jusqu'au 2 janvier un certain nombre d'actes coûteux était à différer : traitements par interféron, pose de pacemakers, mise en place de chambres implantables pour chimiothérapie... Ces dernières, également appelées Port-à-Cath, sont de petits boitiers posés sous la peau, reliés à une veine centrale, ce qui permet de piquer à travers la peau dans ces petits réservoirs pour administrer une chimiothérapie ou une antibiothérapie sans avoir à chercher de veine périphérique qui, le plus souvent se sclérose, du fait de l'agressivité des produits administrés.

Dans les années 90 à Toulon, la Direction avait choisi le plus bas coût, et les chambres implantables ne résistaient pas à 3 ou 4 utilisations ! En ayant récupéré une, le Docteur Quilichini m'appela dans son bureau pour me la montrer : « vous vous rendez-compte, me dit-il, ce sont des capsules de bouteilles d'eau minérale en plastique, qui ont été fondues dans du silicone ! » Nous étions près de 3 décennies avant le scandale des prothèses mammaires « PIP », mais cela augurait de ce que certains pouvaient accepter de produire pour l'appât du gain.

Ce sera sous la Présidence de Jacques Chirac qu'en 2004 sera instauré un mode différent de financement de l'hôpital, appelé la tarification à l'activité, ou T2A, copiant le modèle américain qui avait abouti à une grande inégalité de l'accès aux soins. Ce passage du budget global à la T2A fut d'abord progressif, introduisant d'année en année une proportion plus importante de T2A dans le financement de l'hôpital. Le principe de la T2A est que l'on ne peut pas dépenser plus que ce que l'on a eu comme recette. C'est ainsi que chaque Chef de service s'est vu confronté à un tableau mensuel des recettes et dépenses de son service. C'est ainsi aussi que les Directions financières des hôpitaux, aidées de contrôleurs de gestion, devinrent le nerf de la guerre hospitalière. En gros, pour schématiser, l'hôpital n'était plus payé à un prix de journée mais à une activité dont le coût moyen avait été estimé au niveau national. Sauf que l'hôpital public, à la différence des cliniques privées, ne choisissait pas ses malades. Lors d'une discussion avec un Directeur, je lui expliquais que lorsqu'on recevait un SDF avec une fracture et une septicémie à staphylocoque, c'était 3 semaines en moyenne de traitement antibiotique intraveineux à l'hôpital. « Mais pourquoi ne le faites-vous pas sortir avant ? » me demandait-il ?

Simplement parce que par définition il n'avait pas de domicile et donc ne pouvait pas finir son traitement antibiotique à domicile avec une infirmière libérale. « Mais alors, vous pouvez le faire sortir au bout d'une semaine, puis il est à nouveau hospitalisé, et ceci 3 fois de suite, ce qui nous permet d'être payés 3 fois pour la même pathologie sur la même période de temps, alors que si vous le gardez 3 semaines en continu, nous ne sommes payés qu'une fois pour sa pathologie ». Certes, mais cela me laissa quand même sans voix.

La situation empira quand Nicolas Sarkozy accéda à la présidence de la République. D'abord dans un discours donné à Bordeaux lors duquel il déclara : « à l'hôpital, il n'y a qu 'un seul patron, c'est le Directeur ». Ensuite par une accélération de la part jouée par la T2A dans le budget hospitalier, puisqu'en 2008 il poussa le curseur à 100 pourcent. Que cela voulait-il dire en pratique ? Que chaque chef de service devait avoir les yeux rivés sur ses dépenses et ses recettes, qu'il fallait que les malades restent le moins longtemps possible hospitalisés (la fameuse DMS pour Durée Moyenne de Séjour) et que quand on ne rentrait pas dans les clous, il fallait s'attendre à des sanctions. Tout cela préparait la loi HPST (Hôpital, Patients, Santé et Territoires) de 2009 qui effaçait la différence entre clinique privée et hôpital public, sauf pour la psychiatrie qui est toujours restée en dehors de ce calcul. A cela s'ajoutait l'Ondam (Objectif national des dépenses d'assurance maladie) destiné à ne pas dépasser une certaine enveloppe, votée par les parlementaires. Or depuis les années 2000, la progression des dépenses de santé ne cesse d'augmenter du fait des progrès techniques, du vieillissement de la population, de la progression des maladies chroniques. Le parlement vote en général un accroissement de l'Ondam qui est moitié moindre de ce que la réalité nécessite, et c'est à l'hôpital de faire des économies… Et ces économies, c'est toujours sur le personnel qu'elles portent, car il représente 70 pourcent des dépenses hospitalières. C'est ainsi que l'on aboutit à des soignants épuisés, des taux d'absentéisme élevés, voire des suicides d'agents hospitaliers ou de médecins.

Dans tous ces cas il y a une recette miracle : l'ANAP ou Agence Nationale d'Aide à la Performance. En général ils sous-traitent le travail à des cabinets de consultants, et cela vous fait perdre beaucoup de temps en terme de réunions stériles et de conclusions tout aussi stériles car vos interlocuteurs n'ont pas la moindre idée de ce que vous faites, ni d'intérêt pour cela. En 2008, le Directeur m'ayant imposé une « mission » de l'ANAP pour corriger le déficit de mon service, j'ai pu mesurer à quel point nous ne nous comprenions pas. De toute façon, compréhension ou pas, cela se soldait par un rapport de la société prestataire, en général sous la forme d'un diaporama PowerPoint©, qui finissait par coûter quelques dizaines ou quelques centaines de milliers d'euros à l'hôpital selon les missions. Parfois, et cela était amusant et affligeant, le bandeau de leur diaporama comportait le nom du Centre Hospitalier de Toulon, mais d'autres fois celui d'un autre hôpital où ils avaient vendu auparavant leurs mêmes « solutions » miraculeuses.

Avec la loi HPST, c'était la dominance des comptables sur la Médecine qui, je le rappellerai, n'est pas une science exacte mais un art acquis avec l'expérience. C'était aussi la disparition de notion de service public, les cliniques privées et l'hôpital public étant placés à niveau égal pour leur financement, pourquoi l'hôpital public se priverait-il aussi de choisir ses malades ? Les plus rentables, bien évidemment.

La campagne pour l'élection Présidentielle de 2012 me redonna un certain espoir. Dans mon âme Mitterrandienne, je retrouvais quelques accents chez François Hollande, même s'ils semblaient avoir été travaillés et mimés après des heures d'étude studieuse des discours du Maître. Mais dans les 60 propositions du candidat, qui avait fait un diagnostic de terrain irréprochable dans sa réalité, figurait « Je veux renouer avec l'excellence de notre système de santé et renforcer l'hôpital public ». Et cette « promesse numéro 19 se poursuivait par « Je réformerai la tarification pour mettre fin à l'assimilation de l'hôpital avec les établissements privés ». Peut-être n'a-t-il jamais lu « ses » promesses, peut être les a-t-il oubliées ? En tout cas la Ministre de la Santé qu'il choisit ne modifia les textes qu'à la marge, ce qui ne changea rien à la souffrance des personnels soignants, ni à la suprématie de l'économie sur le médical. Je ne dis pas qu'il n'y ait pas des économies à faire par des réorganisations, c'est la philosophie du système que je condamne. On demande aux personnels toujours plus de sacrifices, avec moins de moyens.

En garde à vue

Quand j'étais adolescent, j'avais comme idoles des rebelles de la pensée dominante. Dès 1974, j'allais écouter sur l'île des Embiez, au large de Six-Fours-les-Plages les conférences données par le Docteur Alain Bombard, à l'observatoire de la mer. Bombard était surtout connu pour avoir traversé seul l'Atlantique en 1952, pour prouver aux naufragés que la survie en mer était possible. Il a, certes, failli y laisser la vie, mais il a réussi sa démonstration. Il s'est ensuite engagé pour la préservation de l'environnement, notamment contre la pollution de la méditerranée et l'émission de « boues rouges » dans les belles calanques de Cassis par une usine de Gardanne exploitant la bauxite, problème toujours très partiellement résolu aujourd'hui. Ses conférences étaient chaque fois un moment de bonheur. Non seulement il savait captiver son public avec des données scientifiques, mais en plus il avait cet art oratoire qui consiste à faire participer son public. Moi, qui avais 13 ou 14 ans, lui demandais chaque fois si je pouvais enregistrer sa conférence avec mon magnétophone, pour me la repasser et finir par la connaître par cœur, et il me prenait par l'épaule en me disant : pas de problème et tu vas même m'aider à faire mon introduction, présenté comme le « chouchou » de la génération suivante qui défendrait ses idées. Hélas, mon héro, nommé dans le premier gouvernement Maurois en mai 1981, en charge de l'écologie, sera débarqué un mois plus tard suite à ses déclarations pour l'abolition des chasses à courre Elyséennes… Mais il restera sans contexte un de mes héros.

Le deuxième rebelle qui me fascinait, fin des années 70, donc juste au début de mes études en Médecine, était le Professeur Henri Laborit, spécialiste des comportements humains et de la réaction de l'organisme à l'agression. Il avait, de plus, exercé à l'hôpital militaire de Toulon, ce qui faisait un lien. J'ai d'abord découvert Henri Laborit au travers du film d'Alain Resnais, « Mon oncle d'Amérique », puis je me suis mis à lire ses ouvrages, à la fois pour le grand public, comme « La nouvelle grille » et « l'éloge de la fuite », ou pour la communauté scientifique, comme « l'inhibition de l'action ». Les expériences d'Henri Laborit étaient sans appel : face à une agression, un individu a trois manières de réaction. La première est la lutte, dont il peut ou non sortir vainqueur. La seconde est la fuite, qui lui permet de se préserver. La troisième est l'inhibition de l'action qui est un état qui va favoriser toutes les pathologies, notamment psychosomatiques, comme l'hypertension artérielle ou l'ulcère de l'estomac, mais aussi des pathologies plus graves du fait de l'état d'affaiblissement immunitaire dans lequel cette inhibition de l'action conduit. Laborit savait écrire pour le grand public tout en écrivant aussi des articles scientifiques qui soutenaient ses recherches en détaillant les voies neuronales et les productions hormonales en cause dans ces processus.

Tout cela pour vous dire qu'entre mes « idoles » scientifiques, et mes idoles musicaux (Jacques Brel) ou politiques (Che Guevara), je n'étais pas très enclin dès l'adolescence à me soumettre à une « autorité – dite – supérieure ».

Plus tard, mes maîtres en Médecine Interne à Marseille me diront que « je ne suis pas assez rond, qu'il faut que j'apprenne la diplomatie ». Hélas, handicap ou vertu héritée de ma mère, ce sera toujours ainsi : tout en restant poli, dire ce que l'on pense au fond de soi. Notre famille n'a jamais été chantre du « faux cul » et de la superficialité.

Mais revenons au printemps 2012 quand la victoire de François Hollande s'annonçant, je prenais rendez-vous avec le Directeur Général de notre tout neuf hôpital Sainte Musse, pour lui dire que les règles du jeu allaient changer. Il faut dire qu'il m'avait particulièrement irrité depuis 6 ans qu'il était là, posant ouvertement la question « Des personnes de la Direction se demandent si nous avons réellement besoin d'un service de maladies infectieuses... », réduisant de fait le personnel médical (les médecins attachés) et paramédical (les infirmières) pour diminuer les coûts du service. Car lui ne venait pas sur le terrain expliquer ces restructurations, c'était à moi à les faire avaler au personnel. J'ai quand même obtenu le transfert sur l'hôpital Font Pré où résidait tout le plateau technique, en 2008, mais cela ne suffisait toujours pas à équilibrer les comptes, malgré les économies de transports inter-sites pour le moindre examen, puisque nous n'avions plus sur place la possibilité de faire une simple radiographie des poumons...

Mon service a déménagé sur l'hôpital neuf de « Sainte Musse » en mars 2012, avec plein de dysfonctionnements, malgré toutes les réunions et procédures prévues par l'ANAP (Agence Nationale d'Aide à la Performance) et ses consultants durant les 2 années précédentes. Donc en mai 2012, j'allais expliquer au Directeur que la donne avait changé, que seuls les médecins produisaient de l'activité et des recettes à l'hôpital, que la quinzaine de Directeurs et Directeurs adjoints qu'ils étaient ne produisait rien. Donc CQFD : c'était au corps médical à décider des grandes orientations de l'établissement et non aux Directeurs. Cette entrevue fut suivie d'un courriel à l'ensemble de la communauté médicale disant que « la plupart des médecins de cet établissement effectueront toute leur carrière ici, alors que les Directeurs passent ou trépassent, donc à nous de renverser le rapport de forces décisionnel ». Malheureusement, le jeu de mots « passent ou trépassent » allait permettre au Directeur Général de porter plainte pour menaces de mort au commissariat de Toulon… Mais je l'ignorais encore.

L'installation sur le nouveau site (qui avait été inauguré par François Fillion, alors premier Ministre, en Novembre 2011) était des plus laborieuses. Fillion n'y était pour rien, évidemment, mais avec le système de consultations centralisées par étage (en gros, à chaque étage les secrétaires prennent les rendez-vous pour toutes les spécialités de l'étage et préparent les dossiers de consultation pour toutes les spécialités de l'étage. Cela veut dire qu'une secrétaire polyvalente est capable à la fois de renseigner quelqu'un qui prend un rendez-vous pour venir se faire vacciner contre la fièvre jaune, se faire faire une coloscopie, une ponction de moelle osseuse, etc… Evidemment, ce fut un grand cafouillage. A peine installés, mes consultations étaient totalement désorganisées : je n'avais pas les dossiers des malades qui étaient prévus en rendez-vous, l'informatique ne fonctionnait pas, les patients habitués à ma ponctualité en termes de rendez-vous pestaient dans la salle d'attente d'avoir jusqu'à une heure de retard. C'est alors que je suis sorti et leur ai expliqué que ce n'était pas de mon fait, mais que s'ils voulaient se plaindre, je les emmenais avec moi dans le bureau du Directeur Général. Six malades hochèrent positivement de la tête et, prenant ma psychologue comme témoin neutre, je les accompagnais dans le bâtiment d'en face, celui de la Direction. Le Directeur recevait un représentant qu'il congédia rapidement, puis écouta les doléances des patients, en présence aussi de 2 témoins de son équipe. Les échanges furent animés. Un patient déclara qu'il était chef d'une entreprise et qu'elle était bien mieux organisée que l'hôpital. « Combien d'employés avez-vous ? » lui demanda le Directeur, « près de 400 » fut la réponse, « Eh bien, moi, j'en ai près de 4000 rétorqua le Directeur »... sauf que lui il avait une quinzaine de Directeurs adjoints à ses côtés...

A l'issue de cette rencontre improvisée « on » me fit comprendre que j'avais dépassé les bornes. J'avais une psychiatre attachée au service depuis 5 ans qui ne convenait ni aux patients (ils la voyaient une ou deux fois puis ne voulaient plus la voir) ni à l'équipe médicale et paramédicale du fait, disons, de son approche « décalée des réalités des problèmes ». Je décidais à cette même époque de m'en séparer, un Chef de service ayant encore le droit de choisir ses attachés. C'était sans compter la réaction de la personne qui écrivit ouvertement au Directeur (qui le transmit au Conseil Départemental de l'Ordre des Médecins et à L'agence Régionale de Santé du Var), en plus du parquet, que j'étais un être impulsif, voire dangereux. Et le feu aux poudres fut lancé !

La Direction déposa ses plaintes, basées surtout sur la phrase « les Directeurs passent ou trépassent », au Parquet de Toulon, à l'Ordre des Médecins du Var et à l'ARS varoise. Nous étions début mi-juin 2012 et je rentrais d'un voyage en Floride destiné à choisir l'hôtel qui accueillerait le Workshop sur la Persistance du VIH sous traitement que j'allais organiser à Miami à partir de 2013. Quand j'ai vu la tête de certains Directeurs adjoints, j'ai senti qu'il y avait quelque chose, mais je ne m'imaginais pas quoi. En fait, notre Directeur Général avait été très vexé de la confrontation avec des patients dans son bureau et avait sorti l'artillerie lourde : personnel de sécurité devant son bureau si on voulait le voir, et multiples procédures comme détaillées ci-dessus auprès de la Police, l'Ordre des Médecins, et l'ARS.

J'ai donc reçu le mardi 26 juin 2012 par téléphone une convocation pour le vendredi 29 juin au Commissariat Central de Toulon. J'expliquais à la personne que je ne pouvais pas venir avant vendredi car je m'étais engagé auprès d'un laboratoire pharmaceutique à intervenir le mercredi et le jeudi dans une réunion scientifique qu'ils organisaient à Prague.

Le vendredi 29 juin, étant en avance, je prenais tranquillement un café sur la « place de la liberté » de Toulon puis m'acheminais à mon rendez-vous. La commissaire en charge du dossier, commissaire Maille si mes souvenirs sont bons, m'indiqua que la situation avait pris de l'ampleur et que j'étais mis en garde à vue pour menaces de mort auprès du Directeur hospitalier. On m'a donc laissé passer un seul coup de fil, à ma compagne, pour l'informer de la situation. On m'a retiré ma sacoche et la chaîne que je portais au cou (et que je porte toujours, c'est un pendentif représentant Kokopelli, Dieu de l'abondance pour les indiens de l'Arizona) et on m'a fait passer un examen médical puis laissé le choix d'appeler un avocat. La commissaire était satisfaite que je lui remette mes billets d'avion validés pour un aller-retour à Prague car, me dit-elle, on a imaginé un moment que vous tentiez de fuir à l'étranger… La suite était de la décision du Parquet. En fin de matinée, donc bien 3 heures après m'être présenté, le Parquet décidait que je devais subir une expertise psychiatrique à Marseille. Trois Professeurs de l'hôpital de la Conception m'attendaient donc, et nous y étions vers les 13 heures. Pendant le trajet, Madame la Commissaire émit la question suivante : « êtes-vous conscient que vous bénéficiiez d'un régime de faveur ? ». « Bien sûr, lui répondis-je, nous sommes dans une voiture banalisée, sans gyrophare et sans menottes ». « C'est exactement cela me dit-elle, c'est la voiture du patron », et à un des deux policiers en uniforme d'ajouter : « en temps normal on ne vous répondrait même pas si vous nous adressiez la parole ». J'appréciais cette délicatesse car j'avais des confrères travaillant à l'hôpital de la Conception à Marseille que je connaissais depuis des années et qui n'en auraient pas cru leurs yeux de me voir descendre d'une voiture marquée « Police Nationale » avec des menottes…

En cumulant l'attente, puis ma « consultation » devant trois Professeurs psychiatres de la Faculté de Marseille qui dura bien une heure, puis le retour, nous étions vers 16 heures au commissariat de Toulon. L'expertise était négative, il n'y avait pas de maladie psychiatrique sous-jacente (quel soulagement pour moi !). Madame la Commissaire attendait fébrilement la confirmation par Fax pour la transmettre au Parquet. Une fois cela obtenu, elle appela le parquet, qui lui demanda une fouille de mon domicile à la recherche d'armes à feu. Je demandais d'avoir les mêmes avantages que pour aller à Marseille, c'est-à-dire une voiture banalisée, car habitant au fond d'une impasse j'avais une certaine réputation à conserver. Ce ne fut pas un problème. A part des ustensiles de cuisine et une scie pour tailler mon murier, il n'y avait rien d'autre. Nous étions de retour au Commissariat avant 17 heures, ce qui importait à Madame la Commissaire, car me dit elle « à Toulon après 17 heures il est difficile d'avoir quelqu'un, et j'aurais été obligé de vous garder en cellule pour la nuit ». J'aurais dû lui faire une bise sur la joue, ou lui faire livrer des fleurs après, mais c'est particulièrement sonné que je suis rentré chez moi ce soir-là.

Le lendemain, tel un acte manqué dirait Freud, je montais sur une vieille chaise en paille pour récupérer un oreiller sur une armoire (il faisait particulièrement chaud ce mois de juin 2012 dans la région et tous les artifices étaient bon pour mieux dormir), mais là la vieille chaise provençale cédant, je me retrouvais avec une triple fracture du pilon tibial droit qui me fit souffrir, avec les plaques et les vis nécessaires, pendant un an.

Est-ce que je vous étonnerais si je vous disais que je sortis de cet « épisode » un peu plus dégouté des Directeurs hospitaliers et avec une image positive des fonctionnaires de Police ?

La comparution devant l'ordre des médecins en juillet 2012 ne fut qu'une formalité. L'ARS territoriale étant moins réactive que la Police, me fit convoquer en septembre 2012 devant un autre jury, cette fois à l'hôpital Sainte Margueritte à Marseille, fait de 2 psychiatres et d'un urgentiste, dont l'expertise fut aussi négative… sauf que j'allais en baver des mois avec ma fracture.

Entre temps, fin juillet, grâce à la présence de ma compagne Stéphanie, j'étais quand même parvenu à honorer mes engagements lors de la Conférence Internationale sur le SIDA de Washington, pour laquelle Madame le Professeur Françoise Brun-Sinoussi, prix Nobel pour la co-découverte du VIH, avait eu la délicatesse de me confier la modération d'une session sur la guérison du VIH. Washington en Juillet, outre la température étouffante et les escalators dans lesquels on se casse la gueule devant tout le monde avec ses 2 béquilles… restera aussi un souvenir inoubliable.

Les années d'attente et de cendres

Le défi de l'observance

L'observance désigne le degré d'application d'un patient à ce qui lui est prescrit. Par exemple, si on vous prescrit de l'aspirine à 2 grammes par jour pendant 5 jours et que vous ne prenez que 1 gramme par jour, votre « observance » sera évaluée à 50 pourcent. Il s'agit donc du rapport entre la dose prise et la dose prescrite. L'observance est devenue de nos jours un problème majeur, en particulier dans les maladies chroniques. Or, avec les années, grâce à des trithérapies de plus en plus efficaces, le patient perd de vue les risques d'une prise aléatoire de son traitement, car la sanction n'est pas immédiate. A la différence d'une autre pathologie chronicisée, comme le diabète insulino-dépendant ; si vous sautez quelques injections d'insuline, vous vous retrouvez dans le coma. Ce n'est pas le cas pour l'infection à VIH : le virus va se remettre à se multiplier, détruire les cellules de l'immunité, et causer des complications parfois plusieurs mois après l'arrêt thérapeutique ou la prise erratique du traitement. De plus, si cette trithérapie occasionnait des effets secondaires, même mineurs, au patient, il va se sentir mieux après l'avoir arrêtée, ce qui le renforcera dans l'idée que « le médicament m'affaiblit », ou « le médicament est trop fort pour moi ». On quitte donc le domaine du rationnel scientifique et on se trouve confronté à des représentations du médicament qui sont de l'ordre du « méchant »... Or le « méchant », qui potentiellement tue, ça a toujours été le VIH dans l'histoire. Les effets secondaires de la trithérapie que ressent le patient (troubles digestifs, troubles du sommeil, troubles de la libido, répartition anormale des graisses avec perte au niveau de la face et accumulation au niveau du tronc...) sont donc la première cause d'une mauvaise observance. La seconde est l'usure du temps. Prendre tous les jours des médicaments toute une vie n'est pas évident et beaucoup de patients ont un moment où ils vont craquer. Cela me rappelle l'histoire de Caroline que j'ai suivie pendant des années. Elle prenait sa trithérapie sans effets secondaires, avec une charge virale indétectable et des lymphocytes $CD4^+$ à 750/mm3. Puis, à partir de 2012, elle n'est plus venue aux rendez-vous. Peut-être se faisait elle suivre ailleurs ? Je lui ai quand même envoyé un courrier lui rappelant l'importance d'un suivi et d'un traitement pour sa « pathologie ». Elle a réapparu en janvier 2017 avec un zona très étendu et seulement

15 lymphocytes CD4 $^{+}$ /mm^{3}. En 2012 elle avait perdu sa mère, le père de son enfant l'avait quittée et elle avait tout simplement craqué, ce qui est humain.

C'est pourquoi les services qui prennent en charge les malades infectés par le VIH ont été d'emblée dotés de psychologues pour travailler ce lien du patient au médicament. Les infirmières ont aussi suivi des formations sur l'observance, profitant des bilans qu'elles prélevaient aux patients pour rappeler l'importance d'un traitement pris correctement. Car, on ne le répètera jamais assez, la trithérapie est juste suspensive de la réplication virale, elle est comme un couvercle posé sur une bouilloire, dès que la force qui maintient le couvercle se relâche, la réplication du VIH repart et, en présence de quantités insuffisantes d'antirétroviraux, le VIH sélectionne des mutants résistants aux traitements.

Des patients avec mauvaise observance, on en a eu, et on en a encore régulièrement. Celui qui a le plus marqué mon esprit était Pascal. Jeune homosexuel de 30 ans, il avait, dans les années 2000 quand il fut diagnostiqué, déjà beaucoup de combinaisons thérapeutiques possibles à sa portée. Mais quoi qu'on lui prescrive, la charge virale ne diminuait pas et les lymphocytes CD4 $^{+}$ chutaient progressivement. Le plus troublant était que, si on recherchait des mutations de résistance au niveau du virus circulant dans le sang, il n'y en avait aucune, et si l'on dosait les médicaments dans son sang, il n'y en avait pas non plus ! Donc il ne prenait rien, alors qu'il assurait en consultation respecter scrupuleusement l'ordonnance. Ses lymphocytes CD4 $^{+}$ étaient bien bas et, rapidement, il développa une rétinite à cytomégalovirus (CMV) qui lui fit perdre la vue d'un œil, et un sarcome de Kaposi, l'ensemble conduisant à son hospitalisation. Outre les antirétroviraux administrés par voie orale, nous lui avions rajouté du T-20, l'inhibiteur de fusion qui s'administrait en injectable matin et soir. Nous avons observé sa charge virale décroître sous T-20 comme nous ne l'avions jamais vu auparavant. Mais en ce qui concerne le reste du traitement antirétroviral administré par voie orale, il était régulièrement retrouvé par le personnel soit dans les toilettes, soit dans la table de nuit, soit sous son matelas. Notre psychologue nous expliqua bien qu'il était dans un état de déni de sa maladie, n'ayant pas encore accepté l'existence de celle-ci, il ne parvenait pas à se soigner ; le virus ne lui laissa pas de répit et après avoir multiplié les complications du SIDA, il mourut 3 mois plus tard dans d'atroces souffrances que seule la morphine arrivait à contenir de façon partielle.

Lors de l'arrivée des premières trithérapies, il fallait un degré d'observance de plus de 95 pourcent (c'est-à-dire que le patient prenne au moins 95 pourcent de la dose figurant sur l'ordonnance) pour que la charge virale reste indétectable. Les patients insuffisamment observants accumulaient les mutations de résistance du virus et, pour trouver des alternatives à cela, on s'engageait dans des combinaisons de médicaments plus complexes, avec plus de contraintes, plus d'effets secondaires, et vous l'avez compris une observance qui n'était pas pour autant restaurée.

Aujourd'hui, les trithérapies se sont bien simplifiées, avec nettement moins d'effets secondaires, et consistent en 1 à 3 pilules par jour, ce qui n'a rien à voir avec le passé. Mais cela a aussi contribué à banaliser la maladie, nous en reparlerons.

C'est pour cette raison que je reste frileux vis-à-vis des stratégies d'allègement thérapeutique. D'abord, comme je viens de le dire, parce que nos trithérapies actuelles n'ont pas la lourdeur des trithérapies du passé. Ensuite parce que l'on sait que le virus est toujours là, tapi dans des réservoirs et des sanctuaires, qui n'attendent qu'une diminution de la pression médicamenteuse pour reprendre sa multiplication. Enfin, parce que l'on sait que si l'on stoppe une trithérapie efficace depuis plusieurs années, il va falloir 2 à 3 semaines pour que la charge virale plasmatique explose. Donc, à mes yeux, cela comporte le double risque que le patient allège de plus en plus de lui-même son traitement, et que pendant la période durant laquelle le rebond plasmatique du virus n'a pas encore eu lieu, soient sélectionnées des souches résistantes de VIH dans ce que l'on appelle le tissu lymphoïde profond (tissu lymphoïde associé au tube digestif, ganglions lymphatiques…) où se situent 98 pourcent des lymphocytes $CD4^+$ de l'organisme, les lymphocytes $CD4^+$ circulant dans le sang ne représentant que 2 pourcent de tous les lymphocytes $CD4^+$. Certes il existe un trafic entre les lymphocytes $CD4^+$ résidant dans les tissus et ceux circulant dans le sang, mais des études ont montré que la diffusion de certains antirétroviraux était faible dans ces tissus lymphoïdes, laissant la possibilité qu'à long terme se développent dans ces tissus des virus résistants aux molécules employées si leur prise est séquentielle. Les adeptes des traitements 4 jours sur 7 reposent leur argumentaire sur 2 points. D'abord un très petit nombre de protocoles qui n'ont pas montré d'évolution péjorative, mais avec un suivi à court terme. Ensuite sur un argument économique : on gagne 12 jours de traitement par mois. Je crois qu'il vaudrait mieux faire pression sur les laboratoires pharmaceutiques pour qu'ils baissent leurs prix, plutôt que de jouer les apprentis sorciers avec le VIH.

Poursuivre notre engagement vis-à-vis d'une observance 7 jours sur 7 me paraît encore plus nécessaire à une époque où les trithérapies se sont nettement simplifiées, avec peu d'effets secondaires, et que les malades sont vus moins souvent en consultation, certains préférant même faire leur bilan dans un laboratoire d'analyses médicales de ville pour ne se déplacer vers l'hôpital qu'une fois, pour la consultation médicale, et échappant de fait aux infirmières d'observance.

L'observance ne concerne, d'ailleurs, pas que la prise des médicaments. Il y a l'observance aux rendez-vous de consultation : certains patients sont des champions d'un rendez-vous honoré pour 4 pris. Il y a l'observance vis-à-vis des recommandations françaises et internationales de la prise en charge de l'infection à VIH. Par exemple, la rectoscopie annuelle : il s'agit d'un examen destiné à vérifier l'absence de condylome ou de tumeur au niveau du rectum chez les homosexuels. En effet, comme c'est le cas pour le cancer du col de l'utérus chez la femme, l'homosexuel masculin peut être infecté par des souches de papillomavirus cancérigènes. Il est donc indiqué d'en faire le dépistage annuel. Mais combien de patients l'acceptent ou disent oui et ne vont pas au rendez-vous ? Une écrasante majorité dans mon expérience. Là aussi on pourrait épiloguer sur les raisons psychologiques qui conduisent à la politique de l'autruche. Le déni, l'envie d'avoir la paix, le sentiment que ces complications n'arrivent qu'aux autres, sont souvent mis en avant par les patients. La population de patients infectés par le VIH est une population de gros fumeurs. A ce sujet aussi quand vous leur dites qu'il faut faire un bilan cardio-vasculaire, vous vous entendez répondre que vous leur avez déjà enlevé beaucoup de choses, dont les rapports sexuels non protégés, et vous ne vous imaginez quand même pas de les empêcher de fumer !

Or, un patient séropositif traité, même si la charge virale est contrôlée et les $CD4^+$ restaurés à des taux corrects, du fait de l'inflammation résiduelle est physiologiquement plus vieux de 10 ans qu'un patient séronégatif du même âge. C'est pourquoi, infarctus du myocarde, cancers, décalcification osseuse… vont apparaître bien plus tôt que dans la population générale.

L'avenir de l'hôpital public

Quitte à décevoir mes lecteurs, je ne suis pas très optimiste sur l'avenir de l'hôpital public dans les années à venir, quelle que soit la majorité gouvernementale en place.

Tous les politiques vous font sentir que l'accès à la santé est plus un fardeau économique qu'un droit. Bien évidemment il y a eu des excès auxquels il faut remédier. Mais la réalité reste que la population vieillit, les moyens de diagnostic se sont perfectionnés et coûtent plus cher qu'avant, ainsi que les thérapeutiques.

La création des Agences Régionales de Santé (ARS) en 2010 a permis la nomination de « préfets sanitaires » dont certains issus des grandes écoles, telle l'ENA, n'ont aucune connaissance du terrain, et ne cherchent en général pas à en avoir. Ils sont nommés par le Ministère de la Santé et mandatés pour des objectifs financiers. Bien évidemment, cela n'est pas dit ainsi, mais plutôt avec des formules du genre « on va optimiser les moyens dans l'intérêt de tous ».

Parmi leurs objectifs, les Directeurs d'ARS tiennent à une fermeture régulière du nombre de lits d'hospitalisation, pour réduire les coûts. Devant l'engorgement des services d'urgence à travers tout le pays, il est plus facile de dire que cela est dû à la « bobologie » que les médecins de ville n'assurent pas bien, plutôt qu'au manque de lits d'hospitalisation. Or la réelle question, posée dans le numéro de Charlie Hebdo du 25 janvier 2017, pages 8-9, est bien : « Urgences : à quand un lit derrière chaque malade ? ».

Chaque semaine, nous sommes habitués à recevoir du Directeur de garde un email disant que l'hôpital est en « tension », qu'il faut faire des sortants et ne pas programmer d'entrées car les malades s'accumulent sur de simples brancards dans les couloirs des urgences. Et ce sont les mêmes Directeurs qui, en réunion, se font les apôtres des consignes de l'ARS pour fermer encore plus de lits.

Mais reprenons un peu le cours de l'histoire.

Jusque dans les années 2000, nous avions l'avantage à l'hôpital public de recevoir des « crédits fléchés », appelés plus tard MIG pour « Missions d'intérêt Général », car le Ministère avait bien compris que le

SDF ou le SIDA décompensé, pour ne prendre que 2 exemples, allait être reçu aux urgences des cliniques privées ou de l'hôpital Militaire local, puis allait être redirigé aux urgences de l'hôpital civil car il n'était pas « rentable » pour ces structures qui se permettent de choisir leurs patients. Un malade « rentable » étant un malade qui coûte peu en explorations et reste peu de temps à l'hôpital. Après les années 2000 ces MIG ont été revues à la baisse et, même supprimées pour le SIDA. Un malade atteint de SIDA hospitalisé est un malade comme un autre qui ne doit pas coûter plus cher ni rester plus longtemps à l'hôpital que sa pathologie ne le nécessite. Or, ces patients ont souvent des problèmes psychologiques et sociaux qui font qu'on ne peut pas les mettre dehors du jour au lendemain.

Les ARS imposent aux Directeurs hospitaliers un programme triennal qui va toujours dans le sens d'une réduction du personnel (qui constitue 70 pourcent des dépenses de l'hôpital public) et de la fermeture de lits d'hospitalisation complète pour amorcer… ce qui est pompeusement nommé le « virage ambulatoire », non seulement en chirurgie mais aussi en médecine.

Si cela peut se concevoir pour certaines chirurgies (le patient entre le matin, est opéré, et retourne chez lui dans l'après-midi), cela relève du rêve éveillé pour la médecine. Comment pouvez-vous recevoir, le matin, un patient qui a 40°C de fièvre depuis 1 semaine, ne cédant à rien de ce que son médecin traitant a pu lui prescrire, faire un bilan dont les résultats vont prendre de 2 (pour les cultures de sang ou d'urine) à 7 jours (pour les sérologies) pour être disponibles (du fait des délais incompressibles des techniques) et imaginer le renvoyer le soir chez lui avec un diagnostic et le traitement adapté ? Foutaise !

En médecine, du moins, cela ne se passe pas en l'espace de quelques heures à l'hôpital. Mes Maîtres m'ont appris qu'il fallait un temps d'observation du patient, car aujourd'hui il n'y a peut-être que de la fièvre et pas d'éruption cutanée, mais demain le patient sera peut-être couvert de boutons et là se feront les hypothèses diagnostiques : varicelle, rash allergique, fièvre boutonneuse méditerranéenne, ou autre… Car, rappelons-le, en Médecine Interne et Maladies Infectieuses, rares sont les malades qui arrivent avec un diagnostic précis marqué sur leur front !

Mais il y a cette espèce de « Mantra » imposé par l'ARS aux Directions hospitalières, comme quoi le « virage ambulatoire est l'avenir » et justifie de fermer régulièrement des lits d'hospitalisation. Chaque fois que l'hôpital est déclaré « en tension » nous voyons arriver les courriels des Directeurs de garde, au mieux le jeudi ou le vendredi, mais parfois dès le mardi, décrivant une situation catastrophique aux urgences où les brancards s'accumulent partout alors qu'il ne reste que 5 lits de libres sur tout l'hôpital… Il nous est donc demandé de faire des sorties anticipées et, parfois, de sursoir à des hospitalisations programmées.

Et ce sont les mêmes Directeurs qui, pour faire des économies, amputent régulièrement votre service d'un certain nombre de lits (je suis passé d'une capacité de 15 lits d'hospitalisation complète à 10 lits en mars 2016) et de personnel (le personnel paramédical, infirmières et aides-soignantes, est maintenant commun entre le service de pneumologie et celui des maladies infectieuses). Car, vous l'aurez compris, le terme magique est la polyvalence, qui permet à la fois de réduire et partager le personnel infirmier, et de dire « qu'elles sont tellement formidables » qu'elles sont capables de répondre aux questions d'un patient ayant une infection osseuse chronique, un diabète décompensé, une attaque d'asthme, un lymphome du SIDA, un cancer pulmonaire, une pyélonéphrite… En ce qui concerne les infirmières travaillant dans mon service d'infectiologie depuis des années, certaines depuis sa création, elles sont toutes parties ailleurs…

Il existe un grand malaise des soignants travaillant à l'hôpital public qui n'a fait que s'aggraver ces dernières années. Les médecins sont devenus de purs techniciens qui ont le couperet de la Direction au-dessus de leur tête si la comptabilité de leur service n'est pas bonne. D'ailleurs, un chef de service n'a plus aucun pouvoir actuellement. Les infirmières sont de plus en plus partagées entre les services, au nom d'une « saine » polyvalence. L'absentéisme s'accroît. Des médecins exerçant des spécialités qui rapportent bien dans le privé (radiologues, chirurgiens, néphrologues, dermatologues...) finissent par partir dans le privé car ils n'en peuvent plus, alors qu'ils avaient toujours fait le choix de l'hôpital public pour exercer ; d'autres ne supportant pas la pression économique permanente finissent par se suicider...

Je n'ai donc pas une vision optimiste, je le répète, des conditions de travail dans les hôpitaux publics. Le problème c'est qu'aucun politique n'a le courage de dire ce qui est, ou ce qui n'est plus, financièrement possible.

Au contraire, on crée des lois qui font croire à un progrès alors que le but est encore plus de régression. C'est le cas de la création des GHT (Groupements Hospitaliers de Territoire) par le Ministère de la Santé en juillet 2016. Le principe : « mettre en commun ses complémentarités ». La pratique : « définir un hôpital de référence sur le département, et peu à peu faire des autres hôpitaux de ce territoire des hôpitaux moins dotés, des hôpitaux « de proximité », qui évacuent les malades graves vers l'hôpital de référence ». Le problème c'est qu'avec les politiques des ARS, l'hôpital de référence est déjà en sous-effectif de lits et de personnel. En général, les Directeurs de garde ne s'embarrassent pas : ils font « héberger » un patient où il y a un lit potentiellement « ouvrable ». C'est ainsi que vous retrouverez en service de chirurgie des malades ayant une méningite ou, pire, que seront ré-ouverts des lits d'hospitalisation de semaine (certains services ont quelques lits dans lesquels les patients sont hospitalisés du lundi au vendredi, puis ce secteur ferme le week-end) avec un personnel infirmier « de fortune » pour s'en occuper.

Je ne pense pas que la population française ait pris conscience, au fil des années, de cette évolution vers « l'hôpital entreprise » que le Professeur André Grimaldi dénonce depuis 2005. Le réveil risque d'être douloureux. Les choix, les décisions, les orientations, ne sont plus l'affaire que des technocrates. Le monde médical n'est qu'une main d'œuvre comme une autre.

C'est la loi HPST (hôpital, Patient, Santé, Territoire) qui en 2009 a mis en place les pôles d'activité et créé les Chefs de Pôle. Ainsi, plusieurs services sont regroupés dans un pôle, et l'analyse économique annuelle se fait pôle par pôle, puis, plus en profondeur, service par service pour voir qui sont les bons et mauvais élèves. Le ou la Chef de Pôle est l'interlocuteur principal de la Direction. Le Chef de service n'est convié que s'il y a contestation ou pilule dure à faire avaler.

Cette réforme, qui devait être remise en question après l'élection de 2012, ne l'a pas été. Sans doute, tous les gestionnaires, du Ministère aux ARS et jusqu'à la plupart des Directions hospitalières, y trouvent leur compte. La logique productiviste a été introduite au sein de l'hôpital public et y persiste. Elle y cause des dégâts humains chez les soignants (burn-out, cas de suicide) mais aussi chez les malades. En effet, quand vous avez une unité gériatrique de 50 lits, avec uniquement des patients dépendants, et pas le personnel adéquat pour s'en occuper, ne vous étonnez pas que leur couche ne soit pas changée chaque fois que nécessaire, ni qu'il n'y ait pas le personnel suffisant pour faire manger la personne âgée si elle n'en est plus capable toute seule.

Les instances de santé profitent du fait que les médecins soient peu soudés entre eux et peu syndiqués. A quand un réveil de la profession pour inverser les rôles ? Car c'est l'activité des médecins qui fait rentrer les recettes hospitalières permettant, en outre, de payer le salaire de ces dizaines de Directeurs qui nous scrutent à la loupe, pas l'inverse !

Je hais les consultants

Devant les impératifs économiques concrétisés par la « loi Bachelot » il devenait nécessaire que les Directeurs d'hôpitaux mettent le plus rapidement possible en application ces nouvelles directives. Pour cela est créée en 2009 l'ANAP (Agence Nationale d'Appui à la Performance des établissements de santé). C'et donc une agence d'état que l'on « dégaine » si la situation est complexe et/ou si la Direction ne veut pas seule porter le fardeau des restructurations, au cas où ça tournerait vinaigre.

A partir de 2008 à l'hôpital Font Pré, où mon service avait migré pour faire des économies en étant sur le site où se trouvaient les plateaux techniques, nous avions des réunions régulières avec la Direction pour savoir comment il était possible d'améliorer les comptes financiers du service. On le sait très bien, les dépenses d'un hôpital sont à plus de 70 pourcent dues à la masse salariale. Il fut donc décidé que 3 infirmières en arrêt pour maternité ne reprendraient pas dans le service et qu'une des 3 techniciennes d'études cliniques (TECs) partirait comme secrétaire dans un autre service. J'avais 3 attachés de médecine générale qui avaient une consultation par semaine d'une demi-journée dans le service, je ne suis parvenu à n'en garder qu'une. Aux deux autres, il fut demandé des lettres de démission… comme cela on n'avait pas d'indemnités à leur payer. Je suis, bien évidemment, celui qui fut mandaté pour leur demander ces lettres, sans avoir pris conscience que ce n'était qu'une affaire de gros sous… même si ces attachés venaient surtout pour « rester dans le bain » de la pathologie, le salaire d'une vacation hospitalière étant ridicule par rapport à ce qu'ils auraient gagné pendant le même temps dans leur cabinet de Médecine Générale. C'est ainsi que j'ai perdu les Docteurs Alain Maillefet et Serge

Assensi, attachés depuis 20 ans. Je suis parvenu à garder quelques années le Docteur Alain Rieu, médecin généraliste avec la fibre d'un médecin hospitalier, jusqu'à ce qu'il prenne sa retraite en 2013.

A partir de 2009 avec l'avènement de l'ANAP, une multitude de « chantiers » étaient ouverts sur l'hôpital, tant pour préparer la migration vers le nouvel hôpital de Sainte Musse, que résoudre les problèmes financiers posés par certains services. C'est ainsi que nous nous sommes vus attribuer des consultant pour chaque problématique nous concernant, avec une grande messe hebdomadaire. Car l'ANAP elle-même n'avait pas les moyens d'assurer le travail, en était le Chef d'orchestre, mais sous-traitait à des agences de consultants chaque problématique. C'est ainsi que je fus affublé dès 2009 de 2 consultants censés venir voir comment le service fonctionnait et quelles modifications pouvaient être apportées pour le rendre, financièrement s'entend, plus « efficient ».

J'aime bien raconter l'historique du service depuis sa création et l'évolution des choses par la suite. L'un de mes 2 consultants me fit comprendre que cela ne l'intéressait pas du tout et ce qu'il fallait c'était trouver de nouvelles expansions d'activité rentables et tenter de prendre des parts de marché au privé. Quand il me présenta des modélisations comme quoi les bilans les plus lourds effectués chez les patients VIH formaient un pic au printemps et à l'automne, suggérant d'affecter au service d'hôpital de jour plus de personnel à ces périodes et moins le reste du temps, je compris qu'il y avait un malentendu. Ces « bilans annuels » recommandés dans les consignes du rapport du Professeur Morlat sur les bonnes pratiques de suivi d'un patient séropositif, étaient parfois oubliées par les prescripteurs, ou évitées par les malades. On essayait donc de rattraper cela avant et après l'été et faire un maximum de bilans dits « annuels » chez ces patients (bilans comprenant en plus de la prise de sang, une consultation de diététique, des radios, des évaluations cardiaques… selon chaque cas). Le consultant en fut déçu car il avait déjà bâti toute une théorie sur la saisonnalité des bilans VIH…

En général, le jeudi après-midi, tous les services faisant l'objet de l'intervention d'un consultant se retrouvaient en présence de l'ANAP dans une des salles de réunion de l'hôpital. Chacun y allait de son autosatisfaction, noyée dans un jargon technocratique choisi à propos. Que de temps perdu, auprès de mes patients ! D'autant que la sentence finale était courue d'avance : 3 infirmières en moins, une technicienne d'études cliniques en moins et 2 attachés en moins. C'était écrit depuis longtemps. Quant à la réorganisation du service, comme ces gens savaient si bien le répéter : « vous êtes l'homme de l'Art et c'est à vous de réorganiser ce qui ne va pas ».

Selon l'importance de la tâche qui leur était attribuée, ces consultants facturaient à l'hôpital – et donc au service concerné – de 40 000 à 400 000 euros, tout cela pour atteindre une « efficience » … imbécile. Mais le système doit bien fonctionner car il perdure (malgré un communiqué de presse intitulé « Il faut supprimer l'ANAP ») que j'avais diffusé lors de la nomination de Madame Marisol Touraine, qui ne fit que des vagues dans mon hôpital (pourtant je lui avais remis en mains propres lors d'un congrès des médecins généralistes à Nice en juin 2012). Beaucoup de processus qui dysfonctionnent, peuvent s'expliquer rien qu'en interrogeant les personnes qui sont quotidiennement à la tâche. Par exemple, faut-il prendre les services d'un consultant pour savoir pourquoi l'absentéisme est important dans nos hôpitaux publics ? Manque de considération du travail accompli, manque de perspective d'évolution de carrière, carence en personnel amenant à faire appel à l'intérim, désidératas des personnels même pas écouté, sensation que quoiqu'on fasse, ça ne va toujours pas… Cela ne suffit-il pas ? Les soignants sont dépassés car en sous nombre, les familles ne comprennent pas les heures d'attente pour trouver un lit de libre, la tension monte parfois à l'hôpital public jusqu'à ce que les patients ou les familles en viennent aux mains avec les soignants… Entre temps, nos consultants ont fait leur beurre. Ils n'ont, en général pas aidé à grand-chose mais vont pouvoir repartir sur le même type de marché auprès d'un autre hôpital public et le diaporama PowePoint© sera sensiblement le même…

Si j'ai choisi ce titre quelque peu agressif pour ce chapitre, c'est que je n'ai jamais rencontré de consultant qui sache ce qu'était un malade, qui sache ou s'intéresse à ce qu'est le quotidien d'un médecin hospitalier. J'ai rencontré des marchands d'illusion, sur lesquels la hiérarchie hospitalière se repose, du Ministère au Directeur Hospitalier, en passant par les ARS, pour ouvrir le maximum de parapluies en cas de tonnerre.

Tout cela ne répond qu'à une vision économique de la médecine… comme si les malades faisaient exprès d'être malades, comme si les médecins faisaient exprès de prescrire des médicaments chers (dont le prix a d'ailleurs fait l'objet d'une négociation entre le Ministère, l'Assurance Maladie, et les laboratoires pharmaceutiques), comme si les médecins faisaient exprès de prescrire des examens coûteux pour arriver avec un diagnostic : rares sont les malades qui arrivent à l'hôpital avec un sparadrap sur le front marqué « J'ai telle maladie » !

Au bord du chemin

De nombreux patients diagnostiqués comme infectés par le VIH aux alentours des années 1990 ont fait une croix sur leur futur. Ils ont, quand cela a été accepté, souscrit à des assurances, « mis en ordre leurs affaires », et voilà qu'ils sont toujours là plus de 25 ans après. Ce syndrome du survivant est difficilement acceptable pour beaucoup d'entre eux. Ils ont vu nombre de leurs amis emportés par la maladie et, eux, sont toujours là, accroissant leur sentiment de culpabilité.

Bien évidemment, le vécu est très variable d'un patient à l'autre, ainsi que ses possibilités de reconversion. Car, entretemps, ils ont vieilli, tout comme le « sidénologue » qui les suit. De plus en plus de patients sont confrontés au départ à la retraite de leur médecin généraliste qui était un « maillon de la chaîne » important mais qui n'arrive pas toujours à se trouver un remplaçant. Et, encore, faut-il que le remplaçant ait du temps à investir dans la compréhension de l'infection à VIH et de ses traitements… Car il est plus facile en 30 minutes de voir 3 patientes qui ont des varices qu'un séropositif qui en sait plus que vous sur sa maladie et ses traitements. Je ne jette pas la pierre, ce n'est que l'aboutissement des politiques qui ont voulu couper les vivres aux « réseaux ville-hôpital », une idée innovante des années 90 permettant à des médecins généralistes intéressés d'être employés, certes, pour une misère, en tant que vacataires à l'hôpital, mais qui étaient au fait des évolutions thérapeutiques de la pathologie et de sa gestion quand ils revoyaient ces patients dans leur cabinet.

En dehors de cela, le médecin généraliste qui n'a jamais eu de formation spécifique, ne s'embarrasse pas et renvoie la balle à l'hôpital. Après tout, cela est une garantie. Si un médecin généraliste ne sait pas s'il peut associer des antibiotiques à une trithérapie, des anti-hémorroïdaires à une trithérapie, des antalgiques à une trithérapie… Il se retourne vers l'hôpital. Cela n'est pas normal dans la démarche diagnostique, car surcharge pour rien des consultations, mais lui assure une sécurité.

Le patient séropositif se sent donc comme le laissé pour compte au bord de la route pour de nombreuses démarches.

Des démarches d'emprunt, pour lesquelles la ou les banque(s) multiplient les demandes d'assurance de stabilité et de non évolution de la maladie (avec, chaque fois, un dossier de 4 à 6 pages à remplir à la clef).

Des démarches pour reprendre un travail, ce qui est loin d'être évident après des années d'arrêt, même si l'état du patient est stabilisé : il a pris de l'âge et n'est plus dans les standards actuels d'embauche.

Je constate tout type de comportement vis-à-vis du travail chez les patients séropositifs. Certains, notamment des patrons de PME, ne se sont jamais arrêtés, même quand il a fallu essayer de traiter leur co-infection par l'hépatite C avec des combinaisons fatigantes comprenant de l'interféron. D'autres ont rapidement souscrit à une assurance qui pendant plus de 20 ans leur a permis de vivre sans travailler… et sans ne jamais être hospitalisés car le statut de leur maladie ne le nécessitait pas…

J'ai connu des patients qui ont « mis de l'ordre dans leurs affaires » et n'ont plus rien fait quand leur séropositivité a été découverte dans les années 90, attendant la mort. D'autres, dans la même situation ont surinvesti leur travail, et sont toujours là, comme les précédents.

Une situation particulière à la région PACA et à l'île de France fut le nombre de patients infectés initialement par toxicomanie intraveineuse, d'où l'acquisition à la fois du VIH et du virus de l'hépatite C (VHC). Or, dans 80 pourcent des cas le VHC aboutit à une hépatite chronique (seuls 20 pourcent des personnes en guérissent spontanément), avec une évolution progressive vers la cirrhose puis le cancer du foie qui est plus rapide à survenir chez les patients séropositifs pour le VIH. Pendant de nombreuses années, nous n'avons eu à notre disposition que l'interféron et la ribavirine pour traiter ces hépatites C, avec des effets secondaires notoires (asthénie, fièvre, anémie, …) pour un résultat en termes de guérison qui variait entre 15 et 45 pour cent selon les études. Nous étions donc, en 2014, où nous en étions en 1995 avec les bithérapies contre le VIH. Puis les découvertes se sont accélérées avec, d'abord, les anti-protéases anti-VHC, associées à l'interféron (d'où une mauvaise tolérance), puis dès 2015 l'arrivée du sofosbuvir et du daclatasvir, permettant de se passer de l'interféron et de la ribavirine tout en obtenant plus de 95 pourcent de guérisons virologiques de l'hépatite chronique C chez des patients par ailleurs co-infectés par le VIH. Ces thérapeutiques, outre leur redoutable efficacité pour éliminer le VHC, sont d'une tolérance parfaite. D'autres molécules sont venues par la suite assurant la même tolérance et la même efficacité, d'autres sont encore annoncées à des prix plus raisonnables.

L'attente d'un traitement curatif de l'infection à VIH

Depuis plusieurs publications américaines à l'automne 1997, on sait que le VIH s'établit très tôt, dès les premiers jours de l'infection d'un patient, dans des « réservoirs viraux » qui persistent toute la vie du patient. Le mieux caractérisé de ces réservoirs est un groupe de lymphocytes CD4 $^{+}$ qui abritent le virus, à l'état quiescent, dans les chromosomes de leur noyau. Le VIH s'intègre donc dans le patrimoine génétique de certaines cellules humaines. Comme le virus y est à l'état dormant, ces cellules n'expriment pas à leur surface d'éléments viraux : elles sont donc totalement méconnaissables pour le système immunitaire qui voudrait les éliminer. Il existe aussi d'autres cellules, comme les macrophages, qui peuvent abriter le virus et le conserver caché durant leur vie entière. Le macrophage est souvent vu comme une « cellule poubelle » dans l'organisme, capable d'ingérer tous les déchets circulants possibles, dont le VIH, sans toutefois arriver à tous les digérer…

Le VIH abrité à l'état quiescent dans les chromosomes des lymphocytes $CD4^+$ n'y reste pas éternellement à l'état dormant. Sous l'influence de différents stimuli, il peut reprendre une réplication complète et donner naissance à de nouveaux virus. Ce qui explique ainsi l'absence d'éradication du VIH chez un patient après 20 ans de charge virale indétectable, la trithérapie n'agissant pas sur le virus dormant.

Selon les techniques employées, ces lymphocytes $CD4^+$ qui constituent le réservoir viral de l'organisme, comporteraient 1 à 10 millions de cellules, ce qui n'est pas énorme mais le fait de leur similarité totale avec des lymphocytes $CD4^+$ sains, fait que depuis 2 décennies, la communauté scientifique est en échec sur ses tentatives de destruction de ce réservoir.

Les tout premiers essais ont utilisé, en présence d'une combinaison antirétrovirale efficace (afin que le virus réactivé n'aille pas infecter de cellules saines) des médiateurs de l'immunité, appelés cytokines, qui stimulent tout azimut l'activation du système immunitaire créant un véritable « orage cytokinique ». Non seulement des patients se sont retrouvés en réanimation, mais en plus le réservoir du VIH ne fut pas affecté…

Depuis 2005 et jusqu'à ce jour, la recherche tente plutôt de caractériser des molécules capables spécifiquement d'activer le virus dormant, puis d'espérer qu'il soit ensuite détruit par le système immunitaire : c'est l'approche « shock and kill » (stimulation et destruction). Malheureusement, jusqu'à présent, aucun médicament ne s'est avéré assez puissant pour « réveiller » l'ensemble du réservoir viral, et la réponse immunitaire s'est révélée paralysée pour détruire les quelques cellules abritant du virus dormant qui avaient été activées. Car la perversité du VIH fait qu'il agit bien en amont dans le temps, en altérant des cellules, qui sont des lymphocytes $CD8^+$ et qui seraient capables de l'éliminer.

A ce jour, un seul malade infecté par le VIH, appelé le « patient de Berlin » dans les premières publications, mais qui depuis a accepté de révéler son identité (Timothy Ray Brown), a vu son VIH être éradiqué. Les conditions de ce succès thérapeutique, qui a suscité un immense espoir, restent exceptionnelles et n'ont pas pu être reproduites depuis chez un autre patient.

En février 2009, Gero Hütter, hématologiste berlinois rapporte dans la précieuse revue « New England Journal of Medicine » le cas d'un patient infecté par le VIH ayant présenté une leucémie aigue. Le patient reçut 2 greffes de moelle (du fait d'une rechute après la première) allogéniques (c'est-à-dire d'un donneur non apparenté). Mais le Dr Hütter avait analysé le VIH de son patient pour en connaître les caractéristiques les plus profondes. Nous avons déjà vu que, pour infecter une cellule, le VIH a besoin, comme porte d'entrée, d'un récepteur appelé $CD4^{+}$ à la surface de cette cellule. En fait, la situation est un peu plus complexe car le VIH a aussi besoin d'un autre récepteur, nommé du coup co-récepteur, qui peut être, selon les caractéristiques du VIH concerné, le CXCR4 ou le CCR5. Or, le VIH du patient du Dr Hütter avait besoin du co-récepteur CCR5 pour infecter les cellules $CD4^{+}$. La nature est bien faite : il existe des personnes dont les cellules ne portent pas ce récepteur à leur surface, du fait d'une anomalie génétique. D'où l'idée géniale du Docteur Hütter : non seulement trouver un donneur de moelle qui soit compatible (comme toute greffe d'organe il faut des éléments communs entre le donneur et le receveur, sans quoi la greffe serait rejetée) mais aussi ayant la mutation qui fait qu'il n'exprime pas le co-récepteur CCR5, et il le trouva. La publication princeps que nous avons mentionnée relate 20 mois de suivi sans aucune trace de VIH à aucun niveau de l'organisme ; huit ans plus tard la situation reste la même : le patient a été guéri.

En mai 2012 j'avais invité au congrès ISHEID de Marseille le Dr Hütter et Timothy Ray Brown pour donner une présentation d'une heure, à deux voix, sur cette aventure exceptionnelle. Je dois avoir rarement vu dans des congrès l'ensemble de l'amphithéâtre se lever en applaudissant à la fin des présentations.

Une telle procédure de greffe de moelle n'est évidemment, pas applicable pour guérir d'autres malades et a été appliquée, dans ce cas, devant le pronostic vital dû à la leucémie aigüe et à sa rechute. Cette procédure implique une radiothérapie et des chimiothérapies intenses, pour détruire le système immunitaire du malade avant de lui administrer la greffe. Elle peut être mortelle dans un nombre non négligeable de cas.

C'est pourquoi, tentant de mimer ce cas exceptionnel, plusieurs firmes de génie génétique ont voulu développer des outils capables de reproduire certains aspects du processus. Certaines ont développé une enzyme capable d'induire la mutation qui empêche l'expression du co-récepteur CCR5 à la surface des cellules. Mais le processus nécessitait de pouvoir traiter les globules blancs du patient en dehors de son organisme, car sinon ladite enzyme injectée chez un individu était vite neutralisée et éliminée. D'où la nécessité de ce que l'on nomme des leukaphérèses, c'est-à-dire des heures pendant lesquelles une machine extrait par une veine une certaine partie des lymphocytes d'un malade. Par la suite, ceux-ci sont traités par l'enzyme, puis réinjectés. Un processus très lourd et qui ne traite pas cent pour cent des lymphocytes. Les patients inclus dans ces essais se sont donc retrouvés avec une population de lymphocytes CD4 $^{+}$ hybride : une partie sans le co-récepteur CCR5, résistante au VIH, qui proliférait, et une autre sans cet avantage qui continuait à subir les assauts du virus. Donc, pas de guérison au sens d'éradication du virus, tout au plus une amélioration immunitaire… le VIH étant toujours là.

Il est donc évident qu'à côté de leur aspect académique, de telles approches se heurtent à leur lourdeur, leur coût, et l'impossibilité d'en garantir l'accès à 35 millions de séropositifs vivant à travers le monde. La recherche génétique n'est pas pour autant arrêtée, plusieurs équipes américaines travaillant sur des enzymes capables, telle une paire de ciseaux, d'extraire le VIH dormant à l'intérieur des chromosomes humains…

Mais vous l'aurez peut-être remarqué au travers de ces lignes, deux conceptions de la « guérison de l'infection à VIH » se dégagent. La première, souhaitée par tous, est l'éradication du virus de l'organisme, comme chez Timothy Ray Brown. La seconde, moins exigeante, est celle d'une « guérison fonctionnelle » sans éradication virale. En gros, le VIH est toujours là mais le système immunitaire est préservé et le virus ne cause pas de complications. Abondant dans le sens de ce possible « but » intermédiaire, il faut noter deux observations.

La première est celle des « contrôleurs d'élite », traduction médiocre du terme anglais « Elite Controllers ».

Ces patients, qui représentent moins d'un pourcent des séropositifs, contrôlent d'eux même leur virémie VIH qui est indétectable sans traitement et conservent des $CD4^+$ stables. Certains représentent sans doute l'extrême gauche de la courbe de Gauss de l'évolution de l'infection à VIH (des personnes qui évolueront vers la maladie 2 à 3 fois moins vite que les autres), mais il existe un noyau dur qui, probablement, n'évoluera jamais. Caractéristique de ces patients : des cellules immunitaires anti-virales faisant partie des lymphocytes $CD8^+$ sont actives et non paralysées comme rapporté plus haut chez la plupart des patients.

Néanmoins, ces patients étant toujours porteurs du VIH même à des titres indétectables (c'est-à-dire entre 1 et 19 copies/ml dans le plasma), des cas de transmission ont quand même pu être documentés. Cela pose le problème des réservoirs anatomiques du VIH, c'est-à-dire des lieux, comme le tractus génital, le cerveau, le tube digestif, où le virus est plus présent et actif que dans le sang.

Le second modèle de « guérison » fonctionnelle » se nomme les « contrôleurs après traitement ». Il s'agit d'une fraction de patients ayant reçu une combinaison antirétrovirale au plus tôt après l'acquisition du virus, au stade de primo-infection. Ces patients sont diagnostiqués tellement précocement (à condition d'y penser et d'activer nos laboratoires de virologie pour l'obtention des résultats) que certains ont une sérologie VIH positive (en fait les tests actuels recherchent à la fois des anticorps contre le VIH et une de ses protéines circulantes, la p24), un tests de « confirmation » encore négatif (Western blot) mais une charge virale parfois supérieure à 10 millions de copies d'ARN viral se répliquant par mm^3 de sang. C'est la phase où tout se joue en quelque jours, tant sur le plan immunitaire qu'épidémiologique car ce sont les patients les plus contaminants qui puissent exister. Selon les équipes de chercheurs, la mise en route d'un traitement antirétroviral efficace dès ce stade permet d'épargner les lymphocytes capables de lutter contre le virus et permet aussi au réservoir viral de s'établir dans des sous populations de lymphocytes $CD4^+$ à durée de vie plus courte que d'habitude. Après une moyenne de 2 années de trithérapie, le pourcentage de patients capables de stopper le traitement sans avoir une charge virale à nouveau indétectable, varie de 5 à 15 pourcent selon les études. Cela nous place donc dans une situation de type « Elite controllers » induite par un traitement, sauf que le mécanisme de cette rémission fonctionnelle en diffère, et reste obscur actuellement, les $CD8^+$ anti-VIH n'étant pas particulièrement actifs contre celui-ci.

Devant le défi mondial posé par l'infection à VIH depuis plus de 3 décennies, les organisations non gouvernementales (en particulier AmFar aux USA) tout comme les gouvernements (en particulier sous les mandatures du Président Obama) se sont attachés ces 10 dernières années à subventionner à hauteur nécessaire la recherche d'un traitement curatif de l'infection à VIH. Mais le processus, qui peut paraître long pour y parvenir, est normal. Il faut d'abord parvenir à connaître tous les mécanismes utilisés par le VIH pour persister dans un organisme pour définir les plans d'attaque. Il faut ensuite, avec l'industrie, sélectionner des molécules aptes à être utilisées dans ce qui peut, tout à fait, être considéré comme une guerre contre l'ennemi. Il faut, enfin, confirmer cela sur un grand nombre de malades. Mais il faut aussi faire le rapport bénéfice/risque. A une époque dotée de trithérapies simplifiées (1 à 2 comprimés/jour) avec une nette diminution des effets secondaires par rapport à ce qu'il était il y a 10 ans, l'avantage est pour qui ? La trithérapie « tranquille » à vie ou le traitement curatif qui peut secouer au début ?

Seules des études scientifiques envisageant tous ces aspects pourront un jour répondre à ces questions. Parviendrons-nous à guérir du VIH et quand ? Aucun scientifique honnête ne pourra vous répondre.

Par contre, il est certain que si les administrations qui suivent les engagements du Président Obama sur la question reviennent sur les financements de recherche accordés, la sortie du tunnel s'éloignera…

L'attente d'un vaccin contre le VIH

La recherche d'un vaccin contre le VIH, qui éviterait toute nouvelle contamination, a été d'emblée un objectif prioritaire. Mais nous n'avions pas encore conscience des propriétés malignes de ce virus à échapper non seulement à la réponse immunitaire de l'organisme, mais aussi aux médicaments antirétroviraux.

En pratique, quand le VIH est en présence d'une réponse immunitaire ou d'un médicament capables d'arrêter sa multiplication, il sélectionne une, ou plusieurs mutations qui lui permettent d'échapper à ce contrôle. C'est ce qui se passe quand une personne vient juste d'être infectée par le VIH, c'est-à-dire en primo-infection : l'organisme réagit rapidement en produisant des anticorps, des cellules $CD4^+$ et des cellules $CD8^+$ spécifiques de la lutte contre le virus, mais finalement cette réponse est mise en échec par le virus qui établit une infection chronique.

Les annonces de vaccin potentiellement efficace, et qui auront déçu par la suite, ont régulièrement jalonné ces trois dernières décennies de prise en charge de l'infection à VIH.

De plus, il y a une distinction à faire quand on parle de de vaccin.

Il y a d'abord le vaccin préventif : une personne vaccinée a un risque de contracter l'infection, le vaccin est censé la mettre à l'abri. Nous verrons qu'avec le VIH les parades développées par le virus nous ont conduit, à ce jour, à des échecs en série.

Il y a aussi le vaccin thérapeutique, qui est un concept totalement différent. Il s'adresse alors à des patients séropositifs, sous trithérapie, qui, une fois vaccinés, vont pouvoir arrêter leur trithérapie « pendant un certain temps » sans que le virus ne rebondisse en terme de charge virale plasmatique. Mais quelle est la définition « d'un certain temps » sur le plan scientifique ? Trois, six, douze mois ? A ce jour aucun vaccin dit thérapeutique n'est arrivé à obtenir une rémission durable après l'arrêt des antirétroviraux. Mais la guerre est serrée entre les firmes et les « start-up » qui s'aventurent sur ce terrain pour obtenir une reconnaissance… Malheureusement, les faux espoirs régulièrement distillés dans la presse par des organismes qui cherchent avant tout à lever des fonds ont des effets terriblement négatifs sur les patients qui croient qu'ils vont enfin pouvoir se passer de leur trithérapie. Ces pratiques ne relèvent de personnes peu rigoureuses en matière scientifique mais qui ont l'écoute des médias pour le « scoop » tant attendu…

Reste le vaccin préventif qui s'adresse à des personnes non encore infectées par le VIH. C'est sur type de vaccin que la communauté scientifique s'est concentrée dès que le VIH a été découvert. En trente années d'essais, presque tous infructueux, nous avons cependant appris à mieux connaître les multiples obstacles qui pavent la route vers un vaccin préventif efficace.

Tout d'abord il y a la diversité du VIH lui-même. Nous nous adressons ici au VIH-1, le VIH-2 initialement isolé en Afrique de l'Ouest représentant peu de cas de contamination par rapport au VIH-1 et, surtout, une évolution extrêmement lente qui fait qu'une surveillance sans traitement de ces patients est en général la règle, leurs CD4 $^{+}$ restant stable, voire normaux malgré les années, car le virus se réplique très peu.

Le VIH-1 pose d'abord le problème de ses nombreux sous-types dont la répartition varie à travers le globe. Au moins 9 sous-types de VIH-1 ont été décrits à ce jour ainsi qu'une quarantaine de formes recombinantes entre ces sous-types. Ce n'est donc pas vis-à-vis d'un seul ennemi qu'un vaccin préventif doit faire face, mais à un ennemi qui varie et qui s'adapte.

Se pose ensuite la nature de la réponse immunitaire qu'un vaccin préventif doit induire. Dans les tous premiers essais vaccinaux, des protéines inactivées du VIH étaient injectées, qui entraînaient la production d'anticorps par l'organisme… mais ceux-ci n'étaient pas protecteurs. On a appris par la suite la nécessité de parvenir à produire des anticorps « largement neutralisants », c'est-à-dire capables de bloquer l'infection par une diversité de souches de VIH. Les essais, même infructueux, nous ont aussi appris qu'il ne suffisait pas d'induire des anticorps mais qu'il fallait aussi induire des cellules de l'immunité capables d'arrêter la progression du virus.

Un autre défi est la présence des anticorps et des cellules immunitaires protectrices au lieu même de l'infection. Si ces défenses ne circulent que dans le sang, elles ne seront pas actives sur un VIH acquis par voie vaginale ou rectale. C'est là que les modèles animaux, faisant appel à des primates non humains, sont très utiles pour tester des hypothèses avant de passer à l'expérimentation humaine.

Car on ne peut pas dire qu'en trente ans les différentes pistes d'un vaccin préventif n'aient pas été testées chez l'homme : plusieurs dizaines de milliers de personnes y ont participé à travers le globe.

Parmi tous ces essais, un seul à ce jour a montré un effet, quoique transitoire. Conduit en Thaïlande, l'essai « RV144 » a commencé à recruter des participants en 2003, 16402 au total, et s'est achevé en 2009. L'immunisation des personnes a fait appel à plusieurs phases. Celles-ci ont reçu 4 injections d'un virus déficient en termes de réplication et responsable de la variole du canari (le « Canarypox virus »), dans lequel étaient introduits des gènes codant pour le VIH. Une sorte de cheval de Troie donc, ce virus déclenchant une réponse immunitaire contre les protéines du VIH, laquelle réponse était amplifiée par deux injections, à 1 et 2 ans du début du protocole, utilisant des protéines de surface du VIH. Par rapport à la population non vaccinée, la diminution du taux d'infection par le VIH a atteint 61 pourcent des vaccinés à 1 an du début du protocole mais s'est progressivement tassée, n'étant plus que de 31,2 pourcent après 3 ans.

C'est ainsi que progresse l'innovation scientifique : d'échecs en maigres victoires, suivies d'autres échecs. L'important est, à chaque étape, d'essayer de comprendre les mécanismes qui ont conduit à un tel résultat. Et la mise au point d'un vaccin, sans doute encore plus que celle d'un médicament antiviral, est un long périple. Il faut d'abord choisir les réactions immunitaires que l'on veut induire, ensuite définir comment, puis tester ce « candidat vaccin » dans des modèles animaux pour s'assurer de son innocuité et, enfin, débutent les essais chez l'être humain qui vont aussi prendre des années. C'est pourquoi, quand fréquemment des patients que je vois en consultation tous les 3 ou 4 mois me demandent : « alors, ils n'ont toujours rien trouvé ? », j'essaye de leur expliquer que la recherche vaccinale est jonchée d'obstacles scientifiques, et que pour avoir les résultats d'un essai thérapeutique ou vaccinal, ce n'est pas en quelques mois que cela se réalise. J'en profite aussi pour leur rappeler qu'ils ont aujourd'hui des trithérapies très efficaces contre le VIH, qui, pour la plupart d'entre eux leur permettent de mener une vie « normale » – c'est-à-dire sans effets secondaires et sans hospitalisations – et que les études épidémiologiques menées dans plusieurs pays ayant accès à ces trithérapies démontrent qu'un patient traité aujourd'hui avec ces médicaments rejoint l'espérance de vie d'une population séronégative du même âge.

Alors, le vaccin, oui, de nombreuses équipes sérieuses y travaillent dans le monde. Non, il n'y a pas de complot des industriels pharmaceutiques pour ne pas trouver le vaccin afin qu'ils puissent vendre leurs médicaments à vie (réflexion qui revient souvent en consultation). Mais la problématique posée par ce virus est de loin bien plus complexe que la mise au point d'un vaccin contre le tétanos ou la diphtérie !

Entre temps, malgré leurs désillusions, je ne peux qu'encourager mes patients à bien prendre leur trithérapie afin d'être toujours là lorsque la prochaine révolution surviendra, qu'elle vienne d'une approche vaccinale ou d'éradication du VIH.

La banalisation de l'infection à VIH

Vous avez remarqué, au fil de ces lignes, que je préfère le terme d'infection à VIH à celui de SIDA. Tout simplement parce que ce dernier n'est que l'aboutissement de cette première et, qu'avec des traitements appropriés il est possible de retarder le passage au stade de SIDA. Ainsi, certains malades ayant les mêmes niveaux de défenses immunitaires et de charge virale pourront, ou non, être déjà dans la « maladie SIDA ».

Au début de la reconnaissance de l'épidémie et pendant les deux premières décennies qui ont suivi, les campagnes de prévention étaient soutenues. Messages par voie d'affiche, télévisuels, distribution de prospectus et de préservatifs sur les plages et à la sortie des discothèques… ne pouvaient passer inaperçus, surtout à l'approche de l'été, propice à de nouvelles rencontres.

A partir des années 2000, avec l'avènement de trithérapies de plus en plus efficaces et la baisse des subventions aux associations de lutte contre le SIDA, cela a peu à peu disparu.

L'image qu'ont les personnes récemment contaminées, et en particulier les tout jeunes homosexuels qui n'ont pas connu de proches amis morts de cette maladie, est totalement banalisée.

J'en ai pris vraiment conscience quand j'ai reçu Sébastien (en présence de sa mère car il n'avait que 17 ans) en 2012. L'annonce de la séropositivité ne semble lui avoir fait « ni chaud, ni froid » et sa mère ne pas remettre en cause les conditions qui l'ont amené à contracter le VIH. Il se présente lui-même comme « Escort Boy », accompagnant les richissimes propriétaires de la côte d'Azur et d'Espagne dans leurs soirées mondaines… puis dans leur lit. Il me dit alors : « j'ai 2 comprimés à prendre en même temps par jour ? Ce n'est pas un problème ! ». Je l'ai vu régulièrement pendant 3 ans puis, depuis, il repousse régulièrement ses rendez-vous car il est en déplacement, en Espagne ou en Italie. Manque-t-il de médicaments ? A-t-il fait des analyses ? Je le saurai peut-être s'il arrive à trouver le temps de me revoir…

D'autres patients ont suivi, avec cette indifférence à l'annonce de leur séropositivité et du traitement à vie qui en découlait. En sorte, le VIH est vu comme « une maladie chronique comme une autre », oubliant sa sentence toujours mortelle si elle n'est pas prise en charge comme il faut, c'est-à-dire le plus précocement possible, avant qu'une partie de l'immunité détruite ne soit plus récupérable, et un suivi régulier de l'observance et de la réponse du virus à la trithérapie en cours.

Cette banalisation s'est donc retrouvée dans les comportements sexuels et le relâchement de l'utilisation du préservatif : d'abord à San Francisco, comme c'est souvent le cas, puis dans les grandes capitales européennes, sous la forme d'une recrudescence des cas de syphilis. Les autres infections sexuellement transmissibles, notamment les gonococcies (autrefois « chaude pisse ») et les infections à Chlamydiae n'étant pas en reste. Le plus grave reste la transmission au niveau anal de souches de papillomavirus cancérigènes, donnant d'abord des condylomes puis, plus tard, un cancer du rectum. Le plus coûteux reste la transmission par voie rectale réceptive de l'hépatite C dont le traitement curatif de 12 semaines coûte actuellement entre 40 000 et 60 000 euros, selon les médicaments utilisés.

Mais la situation s'est encore complexifiée avec l'arrivée de la prophylaxie pré-exposition (PrEP pour « pre-exposure prophylaxis) début 2016. Plusieurs protocoles utilisant le Truvada© qui comporte 2 molécules anti-VIH inhibitrices de la Transcriptase Inverse ont testé l'efficacité de ce médicament, soit pris en continu, soit à la demande, avant et après un rapport à risque, et ont mis en évidence, par rapport au placébo, une réduction du risque de transmission du VIH de 40 à 86 pourcent. En étoffant les analyses et en ciblant les patients qui avaient correctement pris le produit (comme en témoignaient des dosages sanguins du médicament), l'efficacité dépassait les 90 pourcent. L'autorisation d'utiliser ce produit en prévention de la transmission du VIH a d'abord été accordée aux USA en mai 2012. A cette époque, ouvrant la session « PrEP » du congrès ISHEID à Marseille, je posais lors d'un court clip vidéo les questions du coût, du risque de résistances virales, et des toxicités à long terme de ces molécules chez des personnes jusque-là indemnes de toute pathologie. Je rajoutais un couplet qui ne plut pas du tout, disant que les antirétroviraux étaient d'abord pour les millions de séropositifs qui n'y ont pas accès dans le monde, et non les séronégatifs voulant s'affranchir de la capote. Ce fut un flot d'emails accusateurs, me demandant même d'enlever de ma chaîne YouTube© la fameuse vidéo, ce que je ne fis pas. Je posais aussi dans ce clip la problématique de la prise en charge financière de ce traitement, et le risque de voir émerger d'autres infections sexuellement transmissibles.

En France, l'accès à la « PrEP » a été octroyé début 2016 par le Ministère de la Santé avec prise en charge des examens de détection d'une infection sexuellement transmissible, et du traitement, pris en charge à 100 pourcent par la Sécurité Sociale (500 euros par mois). Bien sûr le langage officiel est que le Truvada© n'est qu'un complément dans l'arsenal de la prévention du VIH, en combinaison avec les autres moyens comme le préservatif. Sauf que les personnes qui consultent pour l'obtenir disent qu'il sont lassés de l'emploi du préservatif ou ne l'utilisent pas. Le verdict viendra dans les 2 ans : si le nombre de nouveaux cas d'infection à VIH chute de sa stabilité à 6000 – 7000 nouveaux cas par an depuis plusieurs années, c'est que les bonnes personnes auront été ciblées, sinon il faudra repenser le dispositif !

Un patient séropositif appartenant au milieu gay que je suis depuis des années, Jacques, m'a récemment fait la réflexion suivante : « c'est quoi cette histoire de PrEP ? Car dans le milieu les jeunes ne parlent plus que de ça ! Ils disent être sous PrEP donc « que l'on peut y aller » sans préservatif. Je lui explique le contexte et il me répond : « oui, 500 euros par mois plus tout le reste pour que ces messieurs jouissent mieux qu'avec un préservatif même ultrafin, c'est un peu gonflé ! ». J'étais soulagé d'entendre cela et de ne pas passer encore pour le vieux ringard sur le sujet.

Evidemment, au début, aucune étude n'était disponible pour savoir si cette prophylaxie, agissant uniquement contre le VIH, entraînait un nombre accru d'autres infections sexuellement transmissibles. Puis les données ont commencé à arriver montrant un accroissement significatif des autres infections sexuellement transmissibles sous PrEP… d'où la mise en place d'un nouveau protocole dans lequel, outre la PrEP par Truvada©, la personne prend 48 heures après le rapport à risque des cyclines, qui sont des antibiotiques efficaces contre la syphilis et les Chlamydiae, mais non les gonococcies du fait de résistances déjà développées du gonocoque contre ces antibiotiques.

La question est : « jusqu'où allons-nous aller ? », le kit parfait comportant du Viagra©, du Truvada©, des cyclines, et demain un anti-viral anti-VHC ? Ou une responsabilisation des personnes devant leurs comportements, le coût, et finalement une véritable approche de la santé sexuelle et non de la seule envie de jouir au mieux possible sans se préoccuper de tout le reste ?

Et je ne pense pas que l'on puisse m'accuser d'ostracisme, m'occupant de séropositifs depuis bientôt 30 ans et ayant toujours pris leur défense, à tous les niveaux et, même maintenant, quand je vois des collègues entrer dans leur chambre avec masque et gants : « ce n'est pas la peste, quand même », m'entend-on entonner dans le service…

La multiplication des congrès contre le VIH

J'ai assisté en juin 1989 grâce au Professeur Jean-Albert Gastaut, à mon premier congrès mondial sur le SIDA à Montréal, qui était en fait le cinquième du genre. Ce congrès fut suivi en 1990 d'une édition à San Francisco sur le thème « From Science to Policy » (de la science à la politique), puis en 1991 de l'édition suivante, à Florence, sur le thème « Science Challenging AIDS » (La Science défiant le SIDA), un de mes thèmes préférés… En 1992 nous étions à Amsterdam, car dans les derniers mois de négociation pour que les participants n'aient pas à déclarer leur séropositivité aux services de douanes à l'entrée aux USA. L'IAS (International AIDS Society) n'étant pas parvenu à changer la donne à temps, le congrès fut délocalisé. En 1993 nous étions à Berlin, en 1994 à Yokohama, puis le congrès a pris un rythme tous les 2 ans : Vancouver 1996 avec l'avènement des trithérapies déjà dévoilées 5 mois plus tôt à la CROI se Washington, 1998 à Genève avec l'avènement de l'Efavirenz comme troisième agent, autre option qu'un inhibiteur de la Protéase pour construire une trithérapie. En 2000 le congrès mondial sur le SIDA avait lieu à Durban, en Afrique du Sud, sous une tension sécuritaire particulièrement exacerbée. A cette époque, les laboratoires pharmaceutiques nous invitaient aux congrès, prenant en charge le billet d'avion en classe économique, l'inscription au congrès et les repas du soir pris en groupe. Leurs services juridiques étant très frileux sur la destination, ils nous avaient fait signer, pour la première fois, une lettre de dégagement de responsabilité vis-à-vis de la firme s'il nous arrivait quelque chose, fatal ou non. C'est cette année-là que j'ai souscrit une assurance sur la vie, avec mon fils Vincent comme bénéficiaire ! En fait le congrès était tellement policé avec des transferts sécurisés de nos hôtels au Palais des Congrès, et des « manifestants » (comme c'est toujours le cas sur un congrès VIH) devant le centre de congrès « habilités » par le gouvernement, il ne se produisit rien en termes de débordement.

L'International Society (IAS) prit alors la décision de ne pas faire qu'un congrès mondial sur le SIDA tous les 2 ans, mais d'y intercaler l'autre année le « congrès de l'IAS », censé être plus scientifique. Car, en effet, pour ouvrir un maximum le congrès mondial sur le VIH aux associations de patients, les organisateurs avaient quelque peu remanié le format de la manifestation. A côté de sessions scientifiques, se trouve un « village associatif » où des militants viennent aussi bien pour montrer leurs actions en termes de prévention dans leurs pays, que pour y vendre de l'artisanat local... Le congrès de l'IAS n'accueillera pas 20 000 personnes comme la nouvelle version du congrès mondial sur le SIDA le fit, version, osons le dire, « foire du SIDA », mais 3000 participants, essentiellement ciblés sur les avancées scientifiques.

C'est le pari que choisit un groupe d'américains dès 1993 en créant à Washington le « Congrès sur les Rétrovirus et les Infections Opportunistes » ou « CROI ». Il fut renouvelé 2 ans plus tard et, depuis, a lieu tous les ans, alternant entre Boston et Seattle. C'est un congrès de haute qualité scientifique accueillant un peu plus de 3000 participants triés sur le volet (vos publications les plus récentes vous sont demandées pour prendre en compte votre inscription), sans espace d'exposition pour les firmes pharmaceutiques qui, néanmoins, participent financièrement à sa tenue.

Ces dernières années, du fait de la législation française qui limite de plus en plus les invitations d'un médecin dans un congrès, le nombre de participants Français s'est clairement amoindri : de plus de 250 (sur une moyenne de 3000) il y a encore 3 ans, nous sommes « tombés » à juste 100 cette année 2017. Il est évident qu'un praticien hospitalier ne va pas payer de sa poche 900 dollars d'inscription plus 1000 dollars pour 5 nuits d'hôtel, plus 1000 euros de vols intercontinentaux. Mais le gouvernement n'est pas le seul à tirer profit de cette soit disant « moralisation des rapports entre industrie et médecins », l'industrie pharmaceutique s'en accommode très bien : elle invite 3 ou 4 médecins qu'elle choisit pour couvrir l'événement, ils produisent un diaporama rémunéré résumant le congrès, et ils font le tour de France pour présenter leur diaporama, devant les dizaines de praticiens qui auraient bien voulu être présents à la CROI pour s'en faire leur propre idée, mais n'auront que le « digest » d'un groupe choisi et fidèle…

C'est un marché de dupes complet. Sous prétexte de moraliser les relations entre l'industrie et les pharmaciens, une série de lois a été votée ces dernières années. Savez-vous que si un délégué (représentant) d'un laboratoire pharmaceutique vous invite à déjeuner, il a, non seulement un barème à ne pas dépasser (qui selon le service juridique de la firme va de 30 à 60 euros le repas) et que pour toute consommation atteignant 10 euros, il doit le déclarer sur un site officiel visible par tous, au nom de la transparence.

Cette règle s'applique aussi pour mon congrès ISHEID au cours duquel nous réalisons souvent des

« lunch symposia », c'est-à-dire des sessions de travail entre midi et 14h durant lesquelles les participants ont une boîte contenant un sandwich, une eau minérale et une pomme. Si le traiteur nous le facture 10 euros l'un, nous devons faire signer chaque personne qui prend une boîte pour après le déclarer sur le site ; si un autre traiteur nous fait le panier à 9 euros, tous ces soucis administratifs se dissipent !

Quand on pense qu'à l'assemblée nationale les parlementaires manient des centaines de milliers d'euros pour leurs fonctions annexes ou leurs attachés parlementaires, on se demande qui est le dindon de la farce !

La notion de « chouchou »

Depuis mes débuts de prise en charge de l'infection à VIH j'ai souvent été confronté à des remarques de l'équipe soignante du type « ah, lui c'est un de nos chouchous ». Remarques que j'ai souvent recadrées car nous n'étions pas là pour juger ni avoir d'état d'âme, mais pour prendre en charge et traiter. Près de 30 années plus tard, je n'ai pas changé d'avis mais je comprends mieux ce que mes équipes soignantes voulaient me dire. D'un côté il y a le patient « plus » attachant que les autres, du fait de son histoire personnelle, de sa lutte personnelle, souvent liée à celle de son compagnon, et le « patient tout puissant ».

Le premier type de patient me fait penser à Claude, homosexuel dans une relation stable dont le compagnon s'en est allé dans les années 1994 du fait d'un lymphome, un cancer du système lymphatique, laissant le couple dans un grand désarroi. Claude est resté seul pendant plusieurs années, n'ayant pas envie de s'engager envers quelqu'un d'autre. Puis le jour où il décida de franchir cette limite, 10 ans après le décès de son amoureux, il se trouva confronté à des obstacles inattendus. Bien que déclarant son statut de séropositif traité, avec charge virale indétectable, ses possibles partenaires fuyaient du fait de sa séropositivité, ou ne voulaient pas utiliser le préservatif, ce qu'à quoi Claude s'opposa toujours. Et c'est en solitaire qu'il visite le monde depuis.

C'est là que j'ai compris qu'elle pouvait être la notion de « chouchou » pour une équipe soignante : quelqu'un qui assume son devenir, malgré la sentence médicale et, surtout, le regard des autres, et qui arrive à rester agréable et à progresser dans sa vie malgré ses pertes non récupérables.

En tant que Chef de service je n'aimais pas, quitte à presque l'interdire, l'expression de « Chouchou » ; mais finalement, il me faisait le même effet en consultation !

Le second type de patient est le « patient ingérable ». En général il sait déjà tout mieux que vous. Quand vous lui expliquez qu'il faut prendre une trithérapie quotidienne pour supprimer la réplication du VIH et permettre aux défenses immunitaires de reprendre le dessus afin que la maladie SIDA ne survienne pas, il ne vous écoute déjà presque plus. Ce qui l'intéresse c'est d'avoir une allocation « adultes handicapés », une carte d'invalidité spécifiant que sa station debout est pénible… comme cela quand vous allez acheter des timbres à la Poste en fin de consultation, il peut vous passer devant. Pas d'importance qu'il n'ait jamais été hospitalisé et ne soit pas plus handicapé que vous ou moi : « il y a droit » !… du moins le pense-t-il.

C'est la même problématique avec les patients qui n'ont jamais eu de complications graves de leur infection à VIH, ni aucune hospitalisation. Ils viennent à la consultation en exigeant un bon de transport (ils ont pris le taxi agréé par la Sécurité Sociale), mais le samedi suivant ils iront à la pêche avec leur propre véhicule…

Le refus d'établir le bon de transport dans l'esprit d'une responsabilité collective entraîne, bien évidemment, insultes et crises de nerfs.

Nos thérapeutiques actuelles sont très coûteuses, les examens permettant un diagnostic précis aussi. Tant que le système de la Sécurité Sociale sera maintenu, les patients n'auront pas de quoi se plaindre : prise en charge à 100 pourcent d'une trithérapie anti-VIH à vie (environ 1000 € par mois), prise en charge à 100 pourcent d'une hépatite C chronique (entre 48 000 € et

60 000 € sur 3 mois selon les médicaments), cela est la réalité actuelle mais elle n'est pas marquée dans le marbre.

Donc, oui, il y a des patients conscients de cela et d'autres qui ne le sont pas. Mais je ne pense pas que cela soit spécifique de l'infection à VIH et/ou à VHC.

Il y a ensuite les patients que vous voulez engueuler : c'est particulièrement ceux qui malgré vos recommandations font tout le contraire.

On a vu qu'il valait mieux arrêter totalement un traitement antirétroviral, quitte à se retrouver au point de départ (je ne le répèterai jamais assez : ce que l'on gagne avec un traitement antirétroviral efficace, on le perd rapidement si on l'arrête et on revient au point de départ, avec une immunité basse et un virus réplicatif comme si l'on n'avait rien fait) que de le prendre de temps en temps (il y a alors assez d'antirétroviral dans le sang pour sélectionner des virus mutants résistants aux molécules employées, mais pas assez pour rendre la charge virale indétectable, et la situation est pire). Néanmoins, malgré les consultations d'aide à l'observance, vous rencontrez fréquemment ce type de patient, soit parce qu'il a lu dans une revue « people » que c'était bien, soit parce qu'il a voulu faire son expérience personnelle.

Le dernier patient qui m'a fait un tel plan avait, avant ses arrêts thérapeutiques, 360 $CD4^+/mm^3$ et une charge virale indétectable. Le revoyant à l'automne 2016 avec 170 $CD4^+/mm^3$ et une charge virale à 160 000 copies/ml, je lui ai expliqué que « CQFD : ce qu'il fallait démontrer… et que tout le monde savait est démontré à nouveau : on arrête la trithérapie et, rapidement, on revient au point de départ ». Malheureusement il devait, du fait de son immunodéficience rétablie, affronter une pneumocystose et une insuffisance cardiaque qui lui furent fatales ; et n'a pas eu le temps de réfléchir à ses propres « expériences »…

Donc, en définitive, qu'est-ce qu'un « chouchou » ?

C'est un patient qui s'informe sur sa maladie, qui pose des questions, oppose des stratégies thérapeutiques alternatives avant d'avoir fait le choix personnel de se les appliquer, la plupart exposées dans la presse « people » ou la presse même dite spécialisée, écoute votre argumentaire et l'accepte car depuis plus de 20 ans il vous fait confiance.

Je ne suis pas certains qu'engueuler le patient qui n'en fait qu'à sa tête soit toujours efficace, mais parfois cela fonctionne…

En 1996 je recevais un agent hospitalier qui avait 150 $CD4^+/mm^3$ et une charge virale à 120 000 copies/ml. Il refusait tout traitement antirétroviral. Je l'ai donc convoqué dans mon bureau et lui ai expliqué que c'était le dernier rendez-vous que nous aurions dans ces locaux car, par la suite, vu ces résultats et son refus de traitement, j'irai lui rendre visite au Cimetière Central. Après des pleurs dans mon bureau, le déclic eut lieu, il a débuté sa trithérapie et ne l'a jamais arrêtée depuis, et est en pleine forme.

En tant que soignants, nous ne devrions pas différencier nos « chouchous » et ce qui ne le sont pas, et je me suis longtemps battu contre mes équipes soignantes à ce sujet. Puis, après tout, dans la vie de tous les jours il y a des gens que l'on a envie de voir et d'autres non… donc pourvu que ces « différents » patients aient les mêmes chances thérapeutiques, pourquoi nous priver de nos sentiments ?

L'hôpital supermarché

Vous trouverez, ou du moins certains d'entre vous, que j'ai plutôt accablé le système bureaucratique au cours de ce livre pour trouver des responsables à l'ineptie dans laquelle les hôpitaux publics se trouvent, et vous aurez raison.

Le patient a tout autant sa part de responsabilité.

Dans un système de soins où les messages « j'y ai droit », « cela m'est dû », ont longtemps, et encore maintenant, fait foi, la responsabilité est partagée.

Cette constatation, je pense, dépasse la prise en charge de l'infection à VIH et s'applique aux autres spécialités. Nous sommes dans un système hospitalier où « tout est gratuit », voire, pour certains patients, « tout est dû ». Je l'ai ressenti à plusieurs reprises dans ma pratique quotidienne.

Je vous ai déjà donné l'exemple du patient qui n'a aucun handicap et qui vient en ambulance en consultation, alors que le lendemain il ira au restaurant avec son propre véhicule.

J'ai aussi eu l'occasion de parler de la prophylaxie pré-exposition par le Truvada©. A 500 euros par mois pour s'affranchir de l'utilisation du préservatif (avec une efficacité de moins de 90 pourcent), c'est un beau cadeau de la Sécurité Sociale, d'autant qu'il y a dans le monde des millions de personnes infectées par le VIH qui n'auront jamais accès au moindre traitement antirétroviral.

Il y a aussi le cas du patient qui ne supporte pas d'être vu en retard en consultation. Il est vrai que, au fil des années, j'ai mal habitué mes malades en étant toujours à l'heure. Mais le jour où vous avez une urgence dans le service et 4 coups de fils à gérer à la suite, ces patients n'apprécient pas vos 20 minutes de retard et vous le font remarquer car, eux, « ils ont autre chose à faire que d'attendre ». C'est le service public donc tout peut lui être reproché, dans un autre sens, dans une clinique privée où le patient paiera 80 euros de dépassements d'honoraires non remboursés, il ne lèvera même pas le sourcil s'il y a du retard.

C'est aussi le patient qui n'a pas fait son bilan, se présente en consultation programmée un jour où il n'est pas prévu, que vous ne recevez pas et donc va se plaindre à la Direction.

C'est… je pourrais multiplier les exemples… le mythe du « patient roi ». Dans mon expérience, ceux qui se plaignent le plus ne sont pas les plus à plaindre…

Un autre exemple est le patient séropositif qui ne prend pas son traitement et vous assure qu'il le prend. Cependant, quand on dose dans son sang les produits de la trithérapie… on n'en trouve pas ! Pourtant, nous avons vu que les trithérapies se sont considérablement simplifiées ces dernières années, non seulement en termes de prises (1 à 2 par jour) mais aussi d'unités à ingérer (1 à 3 par jour). Pour un coût moyen de 1000 euros par mois, votre charge virale devient indétectable et vos défenses immunitaires se reconstituent, stoppant toute évolution de la maladie. Malgré ces progrès, et la prise en charge totale du coût du traitement et de son suivi par la sécurité sociale, nombre sont ceux qui arrêtent, ou disparaissent du suivi, jusqu'à ce qu'une importante complication survienne. Et à ce moment-là il faut se mettre en quatre pour trouver un lit d'hospitalisation, avoir le scanner et les endoscopies en urgence…

Mais ces constatations ne valent pas que pour l'infection à VIH. Réalisant dans le service des « consultations de conseils aux voyageurs en zone tropicale », je constate encore mieux cette vue d'hôpital supermarché… En fait, de la vue du patient, nous lui suggérons des choses, et il choisit comme s'il faisait ses courses. Pour une destination donnée il y a des vaccinations obligatoires pour entrer sur le territoire et là, bien évidemment, aucune discussion. Quand on en vient aux vaccinations fortement conseillées, mais non obligatoires, et à la prévention du paludisme, les délires commencent ! Globalement, et je ne sais pas pourquoi, le français se méfie des vaccinations. Ensuite, vis-à-vis du paludisme les excentricités vont de la certitude que « je ne le contracterai jamais » à « je vais prendre un vaccin homéopathique contre le paludisme », qui n'existe pas. Ou s'il existe, il doit avoir la même efficacité que le vaccin homéopathique contre la grippe, qui conduit une grande majorité de ceux qui lui on fait confiance à se ruer dans les pharmacies pour obtenir du Tamiflu©, médicament antiviral contre la grippe déclarée. Bien évidemment, d'une année sur l'autre la vaccination antigrippale a un taux d'efficacité variable, car les souches virales ciblées sont celles de l'hémisphère sud en hiver lorsque nous sommes en été, et les virus ont pu muter depuis ; mais même dans ces cas-là la protection vaccinale est suffisante pour ne laisser se développer que des formes atténuées.

Si l'on veut recentrer ce débat, il va être nécessaire de remettre la parole médicale au centre de la relation médecin-malade. Tout le monde, à l'ère des médias, dont Internet, a accès à toute une variété – en termes de qualité – d'information dite médicale, car « c'est écrit, donc c'est vrai ». Nombreux sont les malades qui me réclament le vaccin thérapeutique anti-VIH développé ici ou là, et cela prend du temps pour leur expliquer qu'il s'agit d'effets d'annonce rien que pour soulever des fonds... mais qu'il n'existe pour le moment aucun résultat concluant.

Il va falloir aussi responsabiliser les patients. Car dans une société où tout est gratuit et tout est dû, on arrive vite à des confrontations.

Vous l'aurez compris au fil de ces chapitres, je ne plaide aucun ordre moral, aucune austérité, mais juste une transparence de la part de tous les acteurs de santé sur ce qui est, ou n'est pas possible, pour les années à venir.

La perte de grands scientifiques

Les années passent à une allure telle que l'on n'a pas le temps de réaliser.

Quand j'ai débuté dans la prise en charge de l'infection à VIH, j'avais l'impression que le temps s'était arrêté, jusqu'à ce que l'on trouve un traitement curatif. J'ai ainsi multiplié les collaborations avec des scientifiques de haut rang qui, c'est stupide après coup, me semblaient des êtres éternels.

Un des premiers avec lequel j'avais collaboré sur une étude clinique de traitement des primo-infections à VIH était le Docteur Dominique Emilie, immunologiste à Paris, et nous avions fait une publication commune dans « The Journal of Infectious Diseases » fin 2003. Je ne l'avais rencontré que 2 fois mais, je pense, une confiance réciproque avait scellé notre collaboration.

C'est pourquoi je fus tétanisé d'apprendre, lors de la CROI de Boston, de la bouche du Professeur Jean-François Delfraissy, lors de la « soirée ANRS » qui se veut festive, qu'il était mort d'un accident.

Cela s'est reproduit 20 ans plus tard avec la mort de Joep Lange. Joep était un des tous premiers cliniciens, exerçant à Amsterdam, à avoir été un fidèle de mon congrès ISHEID, à Toulon puis à Marseille, pendant plus de 20 ans. Joep était un clinicien hors pair, au courant de tous les essais cliniques en cours et initiant lui-même de nombreux essais thérapeutiques. Il était à la fois un clinicien chercheur, mais aussi un épidémiologiste, travaillant pour l'OMS et se battant pour l'accès aux traitements anti-VIH dans les pays en voie de développement. Il aimait aussi la France, et avait acquis une résidence secondaire dans le Lubéron qu'il appelait, avec le peu de Français qu'il maîtrisait, « la douce France ». Cet homme était d'une rigueur scientifique et d'une gentillesse humaine inégalées. Présent, donc, à toutes les éditions de l'ISHEID sur plus de 20 ans, c'était un plaisir de le voir, de l'avoir et de l'écouter. Malheureusement, se rendant à la conférence sur le SIDA de Melbourne en 2014, il prit un vol sur la Malaysia Airlines pour Kuala Lumpur qui fut abattu au-dessus de l'Ukraine par un missile des forces prosoviétiques. Quand j'ai vu les actualités sur différents médias ce 17 juillet 2014, j'ai d'emblée pensé « pourvu qu'il ne soit pas sur ce vol », mais c'était trop tard, quelques heures plus tard les médias annonçaient sa mort à l'âge de 59 ans… Quel gâchis, quelle perte et quelle injustice. Sa femme, pour une rare fois, l'accompagnant, ils ont laissé derrière eux 5 filles orphelines. Maigre hommage que j'ai pu lui rendre : j'ai édité un poster qui le représente parlant au pupitre de l'ISHEID 2014, en juin à Marseille, avec ses dates de naissance et de décès et les conditions de ce dernier. Ce poster figure toujours dans la salle d'attente du secteur dans lequel j'effectue mes consultations.

Plus récemment, j'ai été profondément à nouveau affecté par la mort du Professeur Mark Wainberg. Mark avait un laboratoire de recherche en virologie à la faculté de Montréal. Investi dans la lutte contre le VIH depuis le début de la pandémie, il avait développé et étudié dans son laboratoire plusieurs molécules anti-VIH qui avaient un « comportement » particulier. La première fut la 3TC, ou lamivudine, pour laquelle il démontra que la mise en évidence d'une résistance à cet anti-rétroviral n'était pas un verdict d'inefficacité car le VIH, certes devenu résistant à ce produit, avait acquis des capacités de réplication (le « fitness » des américains) diminuées, donc qui compensaient largement la résistance à son égard. Mark était sur le point de démontrer un mécanisme identique, voire plus avancé, avec le Dolutégravir, inhibiteur de l'intégrase du VIH quand la vie décida de nous l'enlever le 11 avril 2017. Mark avait alors 71 ans, il gardait grâce au système canadien une activité dans son laboratoire de recherche, tout en étant partiellement en retraite. C'est un honneur de ces pays, notamment de l'Amérique du Nord de considérer que, d'une personne à l'autre, le vieillissement cérébral n'est pas le même et qu'il peut être utile de « garder des cerveaux » au-delà de ce qui est marqué dans le marbre en termes d'âge de retraite. De plus, Mark avait été un fervent défenseur de l'accès aux traitements antirétroviraux dans les pays en voie de développement. Président en 2000 de l'IAS (International AIDS Society) il avait fait organiser à Durban, en Afrique du Sud, la XIII Conférence

Internationale sur le SIDA à une époque où le pouvoir politique local niait la relation entre le VIH et le SIDA, justifiant ainsi la non mise à disposition de la population de la montre antirétroviral. C'était courageux de sa part et cela a aidé à débloquer la situation dans le pays, et d'autres ayant une approche similaire.

Au passage, je garde un souvenir assez marqué de ce congrès de Durban en juillet 2000, pour plusieurs raisons. D'abord, du fait de l'insécurité anticipée, les laboratoires pharmaceutiques qui nous y invitaient (c'était ainsi à l'époque, depuis les lois de « transparence » entre l'industrie et le corps médical ont modifié cela) nous ont fait signer une décharge au cas où il nous arrive quelque chose sur place, spécifiant que même nos héritiez ne pourraient rien reprocher au laboratoire. Bonjour l'ambiance ! Ensuite, c'était un congrès politiquement épuré, c'est-à-dire que d'habitude il y a de nombreuses associations de patients qui manifestent devant les palais des congrès, pour diverses raisons (le prix et l'accès aux médicaments, le plus souvent). A Durban seules des associations habilitées pouvaient manifester, avec des slogans très neutres, au-delà du cordon de policiers qui entourait le palais des congrès. Mais c'est quand même la première fois que j'aurais vu et écouté Nelson Mandela lors de la cérémonie de clôture. Tout cela on le doit au génie et au déterminisme de Mark.

Mark m'avait informé qu'il avait investi dans une résidence secondaire en Floride pour y passer les mois rudes de Montréal. Il a fait un malaise et s'est noyé au large de la Floride ce 11 avril 2017. Quand je l'ai appris, avec une grande tristesse, j'ai compris que j'avais perdu un ami, un chercheur hors pair, un fidèle parmi les fidèles de mes congrès, et, surtout, un visionnaire sans pareil qui incarnait un peu pour moi (mais je suis très « Tintinophile ») le Professeur Tournesol dans les manières et les solutions parfois de prime abord déroutantes qu'il proposait.

Ce sont des deuils difficiles à accomplir car ces personnes ont toujours représenté une avancée scientifique, et on ne peut se résoudre à l'idée qu'elles ne sont plus là. J'ai passé du temps à discuter avec Joep Lange et Mark Wainberg, je suis allé « chez eux » participer à leurs congrès et leurs réunions de mise en place de nouveaux protocoles de recherche. Leur disparition, aujourd'hui, me confirme à tel point cela me manque… et leurs circonstances de disparition m'induisent un sentiment d'injustice et de colère qui, bien évidemment, ne changent rien aux faits.

L'angoisse de l'abandon

C'est une nouvelle donnée des patients infectés par le VIH depuis plus de 10 ans.

Le temps passant, de plus en plus de patients me demandent « mais depuis quand viens-je vous voir ? », pour le dernier c'était mi-1999. « Ah, quand même », me répond-il…

Le patient qui a l'habitude d'un suivi hospitalier régulier depuis 10, 20 ans ou plus, avec le même médecin, tisse, bien évidemment, des liens particuliers avec lui.

C'est la même situation lorsqu'il a un médecin généraliste de ville qui, parfois, assure le relais de l'hôpital depuis autant d'années.

Mais voilà, depuis 2016 je suis confronté à des patients qui se sentent abandonnés parce que leur généraliste part à la retraite. Dans le meilleur des cas ils ont un remplaçant, mais le contact n'est pas toujours (disons est rarement) positif car la personne arrive sans ce lien tissé au fil des années. Dans le pire des cas c'est la tournée des médecins généralistes voisins, en annonçant « j'étais un/une patient(e) du Docteur X, il est parti à la retraite, acceptez-vous de me prendre en charge sachant que je suis infecté(e) par le VIH ? ». Les réponses sont très variables, allant du « oui, bien sûr » au « je n'y connais rien dans cette maladie » ou pire « je le pourrais mais avoir des patients comme vous dans ma salle d'attente risquerait d'en faire fuir d'autres, donc comprenez que je ne le puisse pas ».

Les mentalités, notamment dans la sphère médicale – mais ce doit être pire en dehors – n'ont guère évolué depuis le début de l'épidémie. Si mon service hospitalier est plein et qu'un séropositif est « hébergé » dans un autre service où il y a un lit de libre, on voit bien qu'il est toujours considéré comme un pestiféré par le personnel soignant. A ce propos, une anecdote me revient à l'esprit. Lors des toutes premières années de la prise en charge des patients infectés par le VIH à l'hôpital de Toulon, le laboratoire nous demandait de coller une pastille rouge sur le bon de demande d'examen biologique, voulant dire « attention, patient VIH + ». Cela n'a duré que quelques années mais a été l'étoile jaune de nos patients sous un régime démocratique…

Donc, pour en revenir à ces pauvres patients qui perdent leur généraliste, sont renvoyés par certains dentistes s'ils ont l'honnêteté de leur annoncer leur séropositivité, les voilà face à moi en consultation hospitalière.

Une fois celle-ci parvenue presque à sa fin, vient la question cruciale : « et vous, Docteur, vous ne partez pas bientôt en retraite ? ». J'ai le plaisir de leur dire que malgré mes cheveux blancs, je serai là pour encore au moins 10 ans, ce qui semble les soulager.

Mais cela reste un vrai problème d'avenir car les jeunes internes, que je vois passer tous les semestres dans mon service, ne sont pas du tout intéressés par l'infection à VIH. Je peux le comprendre, pour nous, jeunes internes à l'époque, c'était la pandémie du siècle. Pour eux, c'est une maladie chronicisée qui n'attire pas de vocation particulière.

La donne changera certainement le jour où nous aurons des thérapeutiques curatives et, donc, un regain d'intérêt face à une révolution tant attendue.

La création des CeGIDD

En 2015 plusieurs réflexions au niveau du Ministère de la Santé ont conduit à la prise de conscience que les CDAG (centres de dépistage anonymes et gratuits de l'infection à VIH) créés peu après le début de la pandémie, et les CIDDIST (centres d'information, de dépistage et de diagnostic des infections sexuellement transmissibles) créés quelques années plus tard pouvaient être fusionnés avec des missions communes et plus élargies.

En 2012, 64 pourcent des CDAG et des CIDDIST étaient déjà sous la « houlette » hospitalière, alors que les autres dépendaient de Conseils Généraux ou du monde associatif.

La logique de cette réforme publiée avec retard au Journal Officiel du 02/07/15 aura eu l'avantage de clarifier les missions de chacun. A Toulon, le dépistage a toujours été la « chasse privée » du Conseil Général. Mais les nouvelles normes d'un CeGIDD qui, au passage signifie « Centre Gratuit d'Information, de Dépistage et de Diagnostic des hépatites virales et des infections sexuellement transmissibles » n'étaient plus compatibles avec les fiches de poste des médecins dépendant des conseils généraux : impossibilité de travailler le week-end, voire en semaine après 17 heures, encore moins la nuit. Or, le cahier des charges d'un CeGIDD stipulait bien la possibilité d'un accueil pendant la pause méridienne, ainsi que le samedi matin, et des actions « hors les murs » à la rencontre des populations qui ne venaient pas vers les systèmes de soins.

Considérant que mon service assurait la prise en charge du patient diagnostiqué VIH + tout au long de son évolution, et jusqu'à ses derniers instants si l'issue devait être défavorable, j'avais toujours été frustré de ne pas pouvoir agir en amont, dans les domaines de la prévention et de la réduction des risques. Le dossier demandé par l'ARS, Agence Régionale de Santé, pour se porter candidat à devenir CeGIDD était dès plus exigeants : outre les CV et lettres de motivation des personnels pressentis, il fallait les plans de la structure, le programme de formation des personnels... tout cela finalisé entre le 02/07/15 et le 15/09/15, pour une ouverture au 02/01/16. C'est bien grâce à la disponibilité d'un Directeur Adjoint, Philippe Dugand, que nous y sommes parvenus. Vous voyez, je n'ai pas qu'une image négative de nos Directeurs. Comprenant d'emblée l'intérêt du dossier, il m'a accordé son savoir faire et son temps pendant l'été 2015 pour que notre dossier soit exemplaire. Fin septembre 2015 nous avions l'assurance orale de l'antenne varoise de l'ARS que notre dossier serait retenu. Ce n'est, néanmoins, que par un courrier officiel de l'ARS basée à Marseille, daté du 22/12/15, que cela fut confirmé. Nous avions donc entre Noël et le jour de l'an pour tout faire afin que notre CeGIDD ouvre le lundi 4 janvier 2016… Et c'est encore grâce au suivi sur le terrain par Monsieur Dugand de l'avancée des choses, de la signature des contrats, de l'installation de l'outil informatique, de l'affectation du personnel dédié, que nous y sommes parvenus. Notre CeGIDD comportait en 2016 un site principal situé à l'hôpital Sainte Musse et 3 antennes, à La Seyne sur Mer, Brignoles et Hyères. En 2017, il s'y rajouta une antenne à Fréjus, une à Draguignan et une à Saint Tropez. Les personnes sont accueillies avec ou sans rendez-vous, peuvent demander ou non l'anonymat, et après une consultation médicale font l'objet d'examens biologiques gratuits dont les résultats leur sont remis en moins d'une semaine. La mission des CeGIDD comportant aussi la prise en charge globale de la sexualité et l'information dans les lycées, l'équipe n'est jamais en reste de travail. Je voulais aussi que notre CeGIDD soit doté d'une unité mobile, afin d'aller à la rencontre des populations plutôt que d'attendre leur venue vers nos permanences. Grâce à l'aide financière de plusieurs laboratoires pharmaceutiques, j'ai pu acquérir un camping-car que nous avons fait « customiser » et qui a pu, après accord des municipalités concernées, faire de l'information et du dépistage des plages de Toulon à celles de Ramatuelle, et lors de plusieurs soirées de type « méga-dance » ou « méga-boom ». Nous utilisons, dans ces situations, les tests rapides d'orientation diagnostique ou TROD, qui permettent en quelques minutes avec seulement une goutte de sang prélevée au bout du doigt, de savoir si une personne est infectée par le VIH, la syphilis ou le virus de l'hépatite C. Ces tests sont, notamment pour le VIH, plus tardivement positifs qu'une sérologie classique, mais donnent déjà une indication et incitent à aller plus loin, c'est-à-dire à faire un « check up » complet des infections sexuellement transmissibles dans un CeGIDD ou une de ses annexes.

Au total, avec M. Dugand, nous avions estimé, à l'aide de modèles mathématiques, à 1800 le nombre de personnes qui feraient appel à notre CeGIDD pour au moins un dépistage. Nous en avons, en fait, reçu 2250.

Ce qui m'a fait chaud au cœur c'est de retrouver 24 ans plus tard cette ferveur de l'équipe à mettre en place quelque chose de nouveau, qui corresponde en plus à un réel besoin. C'était un peu comme à l'ouverture du service. Un personnel volontaire, motivé, investi, imaginatif, créant la page Facebook© du CeGIDD varois, tandis que je m'occupais de son site internet.

Le laboratoire de biologie de notre hôpital étant particulièrement investi, avec les dernières techniques de biologie moléculaire à sa disposition, cela nous permet de poser en moins de 24 heures des diagnostics d'infections sexuellement transmissibles, et de les traiter… ainsi que les partenaires de ces patients.

De tout cela résulte une expérience très positive de la création du CeGIDD Varois, et de la collaboration incontournable avec les associations de patients, qui a redonné à bonne partie du personnel du service englué dans la routine un nouvel objectif et, de fait, un dynamisme retrouvé.

Cela veut-il dire que la boucle est bouclée : création d'un service en 1992 et d'un CeGIDD en 2016 ? Je ne le pense pas car l'évolution des techniques de biologie moléculaire va nous permettre dans un très proche avenir d'obtenir des diagnostics précis et rapides. Un patient pourra se présenter le matin en consultation d'hôpital de jour et repartir le soir avec le diagnostic exact de l'état de son infection, et la conduite à tenir vis-à-vis de celle-ci.

Epilogue

Quand j'avais 9 ans et que mes parents avaient l'habitude ne nous emmener l'été dans la région de Briançon pour « respirer le bon air », je rêvais à une vie éternelle, au moins pour nous trois. C'était l'époque durant laquelle ma mère croyait comme fer en l'homéopathie, l'approche thérapeutique qui allait prévenir les maladies auxquelles nous étions prédisposés, avant de les développer… il aura fallu plusieurs années de connaissances et d'apprentissage pour comprendre que cela était une vaste escroquerie, sans aucun essai scientifique à la clef. Alors, me direz-vous, pourquoi l'homéopathie est-elle actuellement toujours remboursée par la sécurité sociale ? C'est parce qu'elle ne coûte pratiquement rien, par rapport à un placébo. Car l'homéopathie, ce n'est que du placébo… chaque granule contient, essentiellement… du sucre et aucun élément actif, du moins c'est mon opinion Et il vaut mieux que les malades, que l'on appelle « fonctionnels » ou « psychosomatiques » prennent ces traitements plutôt que des thérapeutiques dites allopathiques, qui n'auraient pas été plus efficaces mais pouvaient avoir des effets secondaires. Donc, à 9 ans je pensais avoir trouvé la solution de l'immortalité : un gros granule homéopathique qui nous préviendrait contre toutes les maladies existantes, en combinant toutes les granules existantes.

Rêve d'enfant ou envie de se réassurer et penser qu'un instant de bonheur pouvait être prolongé par une construction pseudo scientifique ?

C'est à 11 ans que ma décision fut prise de faire des études de médecine. Nous étions en 1972 et les salles de cinéma projetaient le dernier succès de Charlton Heston, « The Omega Man », ou « Le Survivant », mettant en jeu une guerre bactériologique entre les USA et l'URSS durant laquelle le chercheur Robert Neville (Charlton Heston) allait développer un vaccin qui le ferait devenir le seul homme résistant à la bactérie sur terre, sauf quelques autres ayant développé une immunité naturelle contre ce germe. Un « remake » du film eut lieu en 2007 (« I am Legend ») avec Will Smith qui apporta sa vision modernisée du scénario… mais la motivation de mon engagement en Médecine datait bien de 1972, avec cette version initiale. Rencontrant les premiers malades du SIDA à Marseille dans les années 1980, j'avais l'impression de revivre les scènes du « survivant » et ainsi de ressentir le devoir de m'investir contre la « peste » de notre siècle.

Et c'est, je le pense avec le recul des années, cette sorte de croisade qui a motivé ma carrière. Beaucoup de confrères ont vu, au début, les stigmatisations des populations touchées (homosexuels, toxicomanes), ce qui ne fut jamais mon cas. J'ai avant tout vu un défi scientifique et social à relever. Cela m'a permis de bâtir ce que j'ai pu, à une époque où tout le monde voulait bien « les crédits fléchés SIDA », mais pas les malades…

L'histoire de la lutte contre le VIH et le SIDA, 35 ans après leur caractérisation, n'est pas arrivée à son terme. Je pense néanmoins que des stratégies d'arrêt thérapeutique, chez des malades dont le réservoir viral a été amené au plus bas, verront le jour avant l'avènement d'un vaccin protecteur universel.

Mais quiconque ferait des prédictions en termes de rétrovirologie a de grandes chances de se tromper, donc je m'arrêterai là… Les moyens que ce virus développe depuis plus de 35 ans pour nous échapper risquent de laisser bien des chercheurs et des thérapeutes « sur le carreau » pour un temps certain… à moins d'une découverte inattendue dont personne ne peut prédire ni la date, ni l'importance.

Table des matières

Ce livre a été imprimé en France

Dépôt légal : octobre 2017

* 875187-1215256 *